AF590364

CONTRIBUTION A L'ÉTUDE

DE LA

PNEUMATOMÉTRIE

SPÉCIALEMENT AU POINT DE VUE

DE

LA RÉSISTANCE DES PAROIS THORACIQUES

ET DU TRAITEMENT MÉCANIQUE DES AFFECTIONS PULMONAIRES

PAR

LE DOCTEUR JULES SOLLER

ANCIEN INTERNE DES HOPITAUX DE LYON

TROIS FOIS LAURÉAT DE L'ÉCOLE DE MÉDECINE

Concours d'anatomie et de dissection, 1875

— Médaille d'Argent

Premier prix de fin d'année 1875 — Deuxième prix de fin d'année 1876

MEMBRE-ADJOINT DE LA SOCIÉTÉ DES SCIENCES MÉDICALES DE LYON

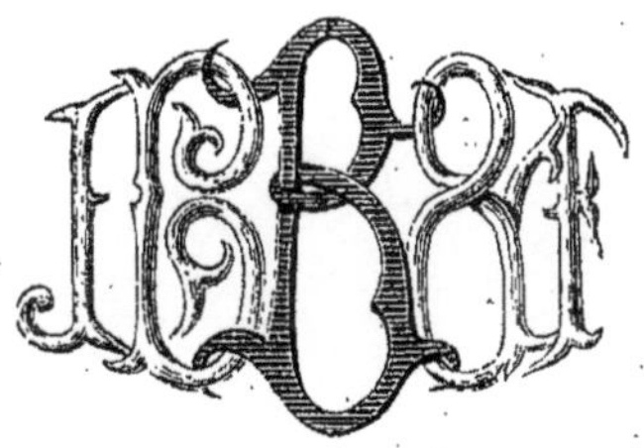

PARIS

LIBRAIRIE J.-B. BAILLIÈRE ET FILS

19, rue Hautefeuille, près du boulevard Saint-Germain

LONDRES — BAILLIÈRE TINDALL AND COX — 20, King William street

MADRID — CARLOS BAILLY-BAILLIÈRE — Plaza de Topete, 8

1882

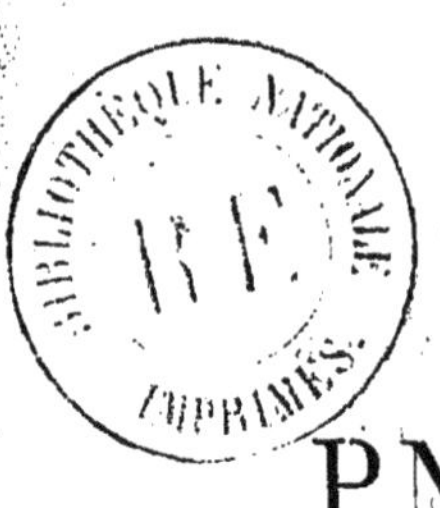

CONTRIBUTION A L'ÉTUDE

DE LA

PNEUMATOMÉTRIE

SPÉCIALEMENT AU POINT DE VUE

DE

LA RÉSISTANCE DES PAROIS THORACIQUES

TRAVAUX DU MÊME AUTEUR

NOTE SUR DEUX OBSERVATIONS DE REINS KYSTIQUES. — (*Lyon-Médical* du 7 nov. 1880.)

NÉPHRITE CASÉEUSE UNILATÉRALE. — (*Lyon-Médical* du 21 nov. 1880.)

DE L'EXISTENCE D'UNE VALVULE INSÉRÉE SUR LA PAROI POSTÉRO-SUPÉRIEURE DU VAGIN. — (*Lyon-médical* du 29 janvier 1882.)

OBSERVATIONS RECUEILLIES A LA CLINIQUE DES MALADIES DES FEMMES PENDANT LE SEMESTRE D'ÉTÉ 1881. — (*Lyon-Médical* des 30 avril, 7 mai 14 mai, 21 mai et 4 juin 1882.)

LYON. — IMP. PITRAT AINÉ, RUE GENTIL

CONTRIBUTION A L'ÉTUDE

DE LA

PNEUMATOMÉTRIE

SPÉCIALEMENT AU POINT DE VUE

DE

LA RÉSISTANCE DES PAROIS THORACIQUES

ET DU TRAITEMENT MÉCANIQUE DES AFFECTIONS PULMONAIRES

PAR

E DOCTEUR JULES SOLLER

ANCIEN INTERNE DES HOPITAUX DE LYON

TROIS FOIS LAURÉAT DE L'ÉCOLE DE MÉDECINE

Concours d'anatomie et de dissection, 1875

— Médaille d'Argent

Premier prix de fin d'année 1875 — Deuxième prix de fin d'année 1876

MEMBRE-ADJOINT DE LA SOCIÉTÉ DES SCIENCES MÉDICALES DE LYON

PARIS

LIBRAIRIE J.-B. BAILLIÈRE ET FILS

19, rue Hautefeuille, près du boulevard Saint-Germain

LONDRES
BAILLIÈRE TINDALL AND COX
20, King William street

MADRID
CARLOS BAILLY-BAILLIÈRE
Plaza de Topete, 8

1882

INTRODUCTION

Le sujet dont nous entreprenons l'étude, sans être nouveau en France, n'est pas aussi connu que le comporterait son importance. La pneumatométrie est une question toute moderne; elle a vu le jour en Allemagne avec Valentin ; c'est dans ce pays qu'elle a grandi avec Mendelsohn, Donders, Waldenburg, Biedert, Schnitzler, et nous sommes obligé de constater que les plus grands progrès accomplis dans cette méthode d'investigation sont restés confinés dans les pays d'outre-Rhin. En France, la question n'a été jusqu'ici que bien peu étudiée, et les publications s'y rapportant ne sont pas nombreuses. C'est à Sieffermann, de Benfeld, que revient l'honneur d'avoir le premier fait des essais de dégermanisation scientifique, en publiant, à partir de 1874, dans la *Gazette médicale de Strasbourg*, différents articles concernant la pneumatométrie et la pneumatothérapie. Albert Küss, fils du regretté professeur et dernier maire de Strasbourg, continua la même œuvre, et soutint à Nancy, en 1876, une thèse magistrale sur la pneumatométrie, dont il fit une étude aussi savante que complète. La cause était dès lors gagnée, et la question devenait française. Depuis cette époque, en effet, l'emploi de la pneumatométrie s'est vulgarisé de plus en plus dans notre pays, et y a fait des progrès incontestables. Mais il ne faut pas se dissimuler que la question est encore à l'état naissant; elle est plus complexe qu'on ne se figure au premier abord; tous les points qui s'y rapportent n'ont pas encore été complètement élucidés, et les observateurs ont été jusqu'ici trop peu nombreux pour que leurs expériences puissent se passer de contrôle et de vérification. Il serait donc à souhaiter que la méthode fût plus connue et se généralisât davantage en France. En ce qui nous concerne, nous serons bien heureux si, par ce modeste travail, nous y contribuons pour une faible part, en apportant notre humble pierre à l'édifice de la pneumatométrie.

Dans notre étude, nous avons eu spécialement en vue la résistance que les parois thoraciques opposaient aux forces musculaires de l'inspiration. Ce facteur, un des plus importants dont on ait à tenir compte en pneumatométrie, n'a jamais été mesuré jusqu'à ce jour. Frappé de cette lacune, nous nous sommes attaché à en déterminer la valeur à tous les âges de la vie, et nous avons fait pour cela de nombreuses expériences cadavériques. Les résultats que nous avons obtenus, nous les avons contrôlés par des expériences faites sur le chien, ce qui nous a permis de nous rapprocher le plus possible des conditions normales de la vie, et nous met à l'abri de toute critique, de ce côté-là du moins.

Ayant fait, pendant plusieurs mois, de nombreuses expériences pneumatométriques chez les malades du service de M. le professeur Lépine dont nous nous honorons d'avoir été l'interne, nous avons pu recueillir certains matériaux et quelques résultats intéressants que nous exposerons en traitant la question au point de vue général.

Voici donc quelle sera la division de notre sujet :

Dans un premier chapitre, nous ferons rapidement l'historique de la question. Nous aborderons ensuite l'étude de la pneumatométrie en général, que nous ne ferons qu'esquisser, dans le simple but d'en montrer l'importance et l'utilité. Nous parlerons en même temps des résultats que nous avons obtenus personnellement chez les malades et des personnes bien portantes. Enfin, dans un chapitre spécial, nous nous occuperons uniquement des parois thoraciques qui forment le fond de notre travail; nous exposerons les expériences que nous avons faites sur les cadavres et sur les chiens, les chiffres que nous avons trouvés, et les conséquences qui découlent de nos recherches.

Notre maître, M. le professeur Lépine, sous la direction duquel nous avons entrepris et exécuté ce travail, ne nous a jamais épargné ses conseils et a mis à notre disposition tous les matériaux dont nous avions besion pour nos expériences ; il a droit à toute notre reconnaissance ; aussi sommes-nous heureux de lui adresser ici publiquement nos sincères remerciements.

Nous tenons aussi à remercier tous nos collègues d'internat pour l'obligeance avec laquelle ils nous ont facilité nos expériences cadavériques.

CONTRIBUTION A L'ÉTUDE

DE LA

PNEUMATOMÉTRIE

SPÉCIALEMENT AU POINT DE VUE

DE

LA RÉSISTANCE DES PAROIS THORACIQUES

CHAPITRE PREMIER

HISTORIQUE

La pneumatométrie est de date toute récente. C'est Valentin le premier qui, en 1844[1], chercha à mesurer, à l'aide du manomètre, les forces inspiratoire et expiratoire de la respiration. Son procédé était très imparfait, aussi les chiffres qu'il a recueillis sont-ils beaucoup trop forts; quoi qu'il en soit, cet auteur n'en a pas moins le mérite d'avoir créé la méthode et d'avoir tracé la voie dans laquelle ne tarderont pas à le suivre ses compatriotes.

[1] Valentin, *Lehrbuch der Physiologie des Menschen*, 1844.

Peu de temps après lui, en effet (1845), Mendelsohn [1] répéta les mêmes expériences et perfectionna le procédé de Valentin en employant un embout nasal. Les chiffres qu'il obtint ainsi se rapprochent sensiblement de ceux qui ont été donnés par la suite, quoique ses expériences n'aient porté que sur sept personnes.

En Angleterre, Hutchinson, qui s'était déjà occupé de *spirométrie* dont il peut être considéré le véritable fondateur, ne pouvait se désintéresser de la pneumatométrie qui a tant d'affinités avec la spirométrie. Aussi le voyons-nous aborder la question et donner, en 1848 [2], des résultats concordant à peu près avec ceux de Mendelsohn.

Donders (1853), par ses remarquables expériences sur l'élasticité pulmonaire [3], élucida un point important de la question et publia en même temps les résultats pneumatométriques auxquels il était arrivé.

A part quelques écrits peu importants qui suivirent, et que nous ne ferons que citer : Wintrich [4], Arnold [5], Haucke [6], il est étonnant que la pneumatométrie soit restée pendant une vingtaine d'années à l'état stationnaire et telle que Donders l'avait laissée. La question était, on peut le dire, tombée dans un oubli profond, lorsque

[1] Mendelsohn, *Der Mechanismus der Respiration und Circulation, oder das explicirte Wesen des Lungenhyperhemien*. Berlin, 1845.

[2] Hutchinson, On the capacity of the lungs and on the respiratory functions. (*In transact. of the med. chirurg. Soc.* 1848.)

[3] Donders, *Die Bewegung der Lungen und des Herzens bei der respiration*. 1853.

[4] Wintrich, Krankheiten der Respirationsorgane (in *Wirchow's Hand luc der speciellen Pathologie und Therapie*. Erlangen, 1854.

[5] Arnold, *Die Athmungsgrösse des Menschen*. Heidelberg, 1855.

[6] Haucke, *Ein apparat zur Künstlichen Respiration und dessen Anwendung zu Heilzwecken*. Vienne, 1870.

Waldenburg l'en tira, en 1872. C'est à lui que revient le mérite d'avoir placé la pneumatométrie sur un terrain essentiellement pratique, d'en avoir fait une méthode de diagnostic et un procédé d'investigation, aussi utile pour le pronostic qu'important dans la marche et le traitement de certaines affections pulmonaires. Ses devanciers n'avaient fait que poser le problème, Waldenburg le résolut, en rendant la question essentiellement clinique, de physiologique et scientifique qu'elle était jusque-là.

C'est en 1872[1] que commence la série des travaux publiés par le professeur de Berlin sur la pneumatométrie et la pneumothérapie. En 1873, il décrit, dans les numéros 39 et 40 de la *Berliner klinische Wochenschrift*, un appareil pneumatique transportable, dont il conseilla l'emploi pour le traitement mécanique des maladies des voies respiratoires, et indique les résultats qu'il en a obtenus. Dans les numéros 46 et 47 (1873) de la même *Wochenschrift*, il traite des effets de cet appareil sur le cœur et la circulation du sang; enfin, dans le numéro 4 (1874), il complète ses premières communications par de nouvelles observations.

Enfin, en 1875, Waldenburg publia un véritable traité de pneumatométrie[2], livre sérieux et complet, où sont consignés tous les résultats qu'il a obtenus pendant de longues années par l'emploi de cette méthode, dans différentes affections pulmonaires et cardiaques.

[1] Waldenburg, *Die locale Behandlung der Krankheiten der Athmungsorgane*. Berlin, 1872.

[2] Waldenburg, *Pneumatische Behandlung der Respiration und Circulationskrankheiten, im Anchluss an diepneumatometrie, spirometrie und Brustmessung*. Berlin, 1875.

L'appareil de Waldenburg n'était qu'une modification de celui de Haucke, de Vienne, mais il n'en est pas moins le plus parfait qui ait été construit jusqu'ici en pneumothérapie. Ceux qui ont été inventés depuis par Biedert, Frœnkel et Schnitzler sont bien inférieurs et manquent de contrôle et de précision.

Jusqu'ici la question de la pneumatométrie était restée presque exclusivement allemande, lorsque Sieffermann, de Benfeld, publia, dans la *Gazette médicale de Strasbourg*, de 1874 à 1876[1], une série d'articles concernant surtout la pneumothérapie, et dont le but était de vulgariser en France une méthode à laquelle notre pays était resté trop longtemps étranger.

Cet exemple fut suivi de près par Albert Küss qui fit, en 1876, pour sa thèse inaugurale[2], une étude très sérieuse et complète de la pneumatométrie. Ce sujet lui était d'autant plus familier que pendant plusieurs années il avait été chargé du service d'aéropathie dans l'établissement du docteur Sieffermann, à Benfeld, près Strasbourg. Aussi son travail mérite-t-il d'être pris en sérieuse considération, tant à cause des chiffres qu'il a trouvés en pneumatométrie, qu'au point de vue des brillants résultats qu'il a obtenus par la pneumatothérapie.

Depuis cette époque, la pneumatométrie est d'un usage

[1] Sieffermann, Aéropathie. Appareil du docteur Waldenburg (in *Gaz. méd.* Strasbourg, avril 1874). — Idem. Quelques observations d'affections traitées par l'air comprimé et raréfié, avec l'appareil de Waldenburg. *Ibidem*, mars 1875. — Idem. Résumé de quelques observations de malades traités par l'aéropathie. *Ibidem*, sept. 1875. — Idem. Climatologie et aéropathie. *Ibidem*, 1875 et 1876.

[2] Albert Küss, *Étude sur la pneumatométrie et la pneumatothérapie*. Thèse, Nancy, août 1876.

de plus en plus fréquent en France ; mais, à part la thèse de notre regretté camarade, le docteur J. Clair[1], sur *la valeur de la pneumatométrie pour le diagnostic de la tuberculose pulmonaire au début*, nous ne connaissons aucun travail ayant spécialement trait à la question qui nous occupe.

[1] Jean Clair, *De la pneumatométrie, et particulièrement de sa valeur diagnostique au début de la phtisie pulmonaire*. Thèse, Lyon, 1880.

CHAPITRE II

DE LA PNEUMATOMÉTRIE EN GÉNÉRAL

De tous les aliments nécessaires à la vie des êtres organisés, aussi bien des animaux que des végétaux, l'air est, sans contredit, le plus important et le plus indispensable; c'est celui dont la présence se fait réclamer de la manière la plus impérieuse, et dont le défaut retentit le plus vivement sur l'organisme entier. N'est-ce pas par un cri, une respiration, que se manifeste le premier acte de l'enfant en venant au monde? La vie ne cesse-t-elle pas avec la dernière expiration? Cette nutrition, importante au plus haut degré, s'accomplit chez l'homme par l'acte complexe de la respiration, et repose sur deux bases fondamentales: les fonctions physiques de l'appareil respiratoire et les métamorphoses de l'agent nutritif. Il y a donc deux parties à considérer dans l'acte respiratoire: la partie mécanique et la partie chimique. Laissant de côté cette dernière qui n'est pas de notre ressort, nous n'aurons à nous occuper ici que de la partie essentiellement mécanique, celle à laquelle se rattachent d'une manière si intime toutes les questions relatives à la pneumatométrie.

Envisagé d'une manière générale, l'appareil respiratoire peut être comparé à un soufflet, qui, par sa dilatation et son resserrement successifs, attire l'air du dehors dans son intérieur, et l'en expulse, lorsqu'il a été utilisé pour les besoins de l'hématose. Dans cette entrée et cette sortie, l'air peut être envisagé à un double point de vue : celui de la quantité et celui de la pression. Le premier constitue la *spirométrie*, le second est du ressort de la *pneumatométrie*.

On voit de suite la grande différence qui sépare ces deux méthodes qu'on tend généralement trop à confondre l'une avec l'autre[1]. Le seul lien de parenté qu'elles puissent avoir, c'est qu'elles servent toutes les deux comme contrôle en pneumatothérapie ; mais à part cela elles sont complètement indépendantes l'une de l'autre, et nous verrons que les variations de l'une n'impliquent pas nécessairement celles de l'autre.

Cela posé, nous pouvons donc déjà définir la pneumatométrie : *la mesure de la pression respiratoire à l'inspiration et à l'expiration.*

Mais cette pression qu'il s'agit de mesurer est la résultante d'un acte complexe dont les agents diffèrent

[1] Bonnet, de Lyon, a employé le compteur à gaz pour mesurer la capacité pulmonaire, c'est-à-dire le volume de l'air inspiré et expiré. Ainsi appliqué, il a donné à cet instrument le nom de *pneumatomètre*, sous prétexte que ce terme convient mieux, étant formé de deux racines grecques. Mais cette dénomination n'a heureusement pas prévalu, et l'on ne donne plus aujourd'hui le nom de *pneumatomètre* qu'aux instruments destinés à mesurer la pression de l'air pendant la respiration.

d'une manière essentielle aux deux temps de la respiration. Il est donc nécessaire, avant d'entrer plus avant dans notre sujet, que nous jetions un coup d'œil sur la mécanique respiratoire et sur les conditions auxquelles est subordonnée la physiologie de l'inspiration et de l'expiration.

Considérons la cage thoracique dans sa position d'équilibre, qui correspond à l'état d'expiration ordinaire non forcée. Elle est maintenue ainsi par l'élasticité même de ses parties composantes, et, dans cette position, pas plus que le soufflet auquel nous l'avons comparée, elle ne peut s'agrandir elle-même, à cause de la pression atmosphérique qui s'exerce également, aussi bien à l'intérieur des poumons que sur toute la surface extérieure du corps. Pour rompre cet équilibre et dilater le thorax, afin d'y faire pénétrer l'air, l'intervention de forces actives est donc nécessaire, de même que les bras doivent agir pour écarter les deux parois opposées d'un soufflet. Les muscles inspirateurs, et particulièrement le diaphragme, sont chargés de ce rôle; par leur contraction ils ont pour effet d'agrandir les trois diamètres de la cage thoracique dont les pièces osseuses et cartilagineuses se meuvent facilement les unes sur les autres, grâce à leur élasticité. Dans ce mouvement d'expansion au dehors, les parois thoraciques entraînent avec elles les poumons, dont le tissu éminemment élastique se dilate pour s'opposer au vide pleural que tend à produire l'agrandissement de la poitrine. Tel est le mécanisme de l'inspiration, qui, on le voit, est un acte absolument actif et dépendant des forces musculaires.

Il n'en est pas de même de l'expiration; celle-ci, du

moins dans les phénomènes ordinaires de la respiration, c'est-à-dire dans l'expiration modérée, dépend uniquement du retour au repos des agents actifs de l'inspiration ; les muscles respirateurs cessant de se contracter, les forces passives (élasticité des poumons et des parois thoraciques, poids des côtes) contre lesquelles ils avaient lutté reprennent le dessus et reviennent à leur position d'équilibre.

Mais l'expiration n'est pas toujours un phénomène purement passif. Quand elle est profonde ou prolongée, comme dans certains efforts (parole, chant, cri, accouchement, défécation, etc.), elle nécessite l'intervention de puissances qui viennent au secours des agents passifs dont nous avons parlé, pour en augmenter l'action et déterminer la sortie de l'air sous une pression plus ou moins forte. Ce sont les muscles expirateurs qui entrent alors en jeu, et qui, par leur contraction, agissent en sens opposé des muscles inspirateurs.

Résistances qu'ont a vaincre les muscles inspirateurs. — D'après ce que nous venons de dire, nous voyons que les puissances actives de l'inspiration ont, pour produire l'ampliation de la poitrine, à surmonter des résistances nombreuses et variées. Ce sont :

1° *L'élasticité pulmonaire*, qui est loin d'être épuisée à l'état de repos de la poitrine, et dont la force va sans cesse en croissant à mesure que l'inspiration est plus avancée.

2° *La résistance naturelle des parois thoraciques*, de leur contenu et de leur voisinage ; résistance comprenant : le poids des côtes qu'il s'agit de soulever, l'élasticité et la mobilité plus ou moins grandes de pièces osseuses et cartilagineuses, dont le jeu a pour but d'agrandir la cage thoracique, enfin le contenu de l'abdomen, spécialement les gaz intestinaux, qui retardent la descente du diaphragme.

3° La *pression* qui s'exerce sur la surface du thorax, et qui est égale à la différence entre la pression atmosphérique et la tension de l'air contenu dans les poumons.

Toutes ces résistances, nous pouvons, à l'exemple de Waldenburg, les résumer dans une seule formule, qui nous montrera d'un seul coup d'œil tout le mécanisme respiratoire que nous venons d'exposer. Nous aurons ainsi :

$$MI = PI + e + r,$$

MI représentant les muscles inspirateurs, PI la pression à l'inspiration, e l'élasticité pulmonaire, et enfin r la résistance des parois thoraciques.

D'un autre côté, nous avons vu que dans l'expiration forcée, les résistances vaincues par les muscles inspirateurs venaient s'ajouter aux muscles expirateurs pour resserrer la cage thoracique ; nous aurons donc cette autre formule :

$$ME = PE - e - r,$$

ME désignant les muscles expirateurs, et PE la pression à l'expiration.

Il est très important de connaître en pneumatométrie toutes les résistances dont nous venons de parler, car elles forment la base de cette méthode d'investigation. C'est aussi une de ces résistances, et pas la moins importante assurément, que nous nous proposons d'étudier ici d'une manière toute spéciale. En conséquence, nous allons successivement les passer en revue, en leur donnant tous les détails que comporte la question.

ARTICLE PREMIER

Pression dans l'expiration et l'inspiration
De la pneumatométrie; son objet

Nous commençons tout d'abord par examiner la pression de l'air dans les deux phases respiratoires, car c'est cette valeur, d'où découlent toutes les autres, que la pneumatométrie a pour but de rechercher directement ; c'est elle qui forme la base de cette méthode d'investigation. Nous avons, en effet, établi dès le commencement de ce travail, que *la pneumatométrie a pour but de mesurer la pression respiratoire à l'inspiration et à l'expiration.*

Cela posé, comment arriverons-nous à mesurer cette force ?

Valentin, le premier, se servit dans ce but d'un manomètre à mercure et à air libre, qu'il a appelé *pneumatomètre*. Cet instrument consiste tout simplement en un tube en U, ouvert aux deux extrémités, et dont les deux branches ont chacune une longueur de 30 centimètres environ. Ce tube, rempli à moitié de mercure, est fixé sur un montant de bois qui porte la graduation en millimètres, le zéro correspondant au niveau du mercure, c'est-à-dire à la partie moyenne du tube.

De ce zéro partent en sens inverse deux échelles graduées en centimètres et en millimètres; d'où il résulte que, de même que dans tout manomètre à air libre, les lectures se font en doublant la hauteur atteinte par le mercure au-dessus du zéro. Une des branches du tube communique avec l'air libre, l'autre extrémité se recourbe à angle droit, afin d'y adapter un tube en caoutchouc muni d'un embout.

Depuis Valentin, les différents auteurs qui se sont occupés de la question ont toujours employé ce même instrument; les seules modifications qu'on y a apportées consistent dans la forme de l'embout et la façon de l'appliquer. Ainsi Valentin s'était servi, dans ses expériences, d'un *embout buccal* en forme d'entonnoir et dont les bords étaient taillés de façon à s'adapter exactement sur les lèvres. Mendelsohn, Hutchinson et Donders ont répété les mêmes expériences en mettant leur manomètre en rapport avec *une seule ouverture nasale*, afin de supprimer la pression que pourrait déterminer la contraction des joues. Biedert s'est servi d'une embouchure buccale ressemblant assez à celle de Valentin, mais en différant par les bords taillés en bourrelet et destinés à être appliqués contre les gencives; de cette manière, les lèvres en se contractant, déterminaient une occlusion hermétique. Waldenburg, qui a fait de nombreuses expériences comparatives au moyen de masques, d'embouchures buccales et d'embouts nasaux, n'hésite pas à donner la préférence au procédé par le *masque*. Le masque de Waldenburg est une espèce d'entonnoir en tôle, de forme hémisphérique, mince et flexible, destiné à recouvrir en même temps le nez et la bouche, et dont les bords sont munis d'un bourrelet de caoutchouc destiné à obtenir une occlusion hermétique.

Dans ses expériences pneumatométriques, Küss s'est servi, comme embout buccal, d'un tuyau de pipe dont le calibre intérieur était un peu large, la forme aplatie et la longueur suffisante pour en permettre l'introduction jusqu'au fond de la bouche.

Enfin, notre collègue Clair, dans sa thèse inaugurale *(loc. cit.)*, préconise tout simplement une large embouchure de musique.

En ce qui nous concerne, après avoir fait des essais comparatifs avec cette même embouchure et une espèce d'entonnoir en verre, à contour ovalaire et dont la forme s'adaptait exactement au pourtour des lèvres, nous n'hésitons pas à donner la préférence à l'embouchure de cuivre, et cela pour les mêmes raisons que Clair : « Elle peut s'adapter à toutes les bouches, avantage que ne possède pas le masque de Waldenburg, et les malades apprennent à s'en servir avec la plus grande facilité. »

Pour ce qui est de l'action des joues, nous ne voyons pas pourquoi les auteurs, et particulièrement Waldenburg, y ont attaché une si grande importance. Au moyen de notre embouchure de cuivre, qui nous permettait de surveiller constamment toute la figure, nous n'avons que rarement pu constater une différence à la pression chez le même individu, suivant que les joues se gonflaient ou restaient appliquées contre les arcades dentaires; et encore cette différence était-elle chaque fois trop minime pour qu'il y eût lieu d'en tenir compte. Nous dirons même que le contraire nous eût étonné : on conçoit très bien, en effet, que le gonflement des joues étant un phénomène purement passif, n'ait qu'une influence d'élasticité sur la pression intra-buccale, puisque c'est cette dernière seule qui détermine leur dilatation.

Manière de se servir de l'appareil. — Nous avons dit que le pneumatomètre servait à mesurer la force de l'inspiration et de l'expiration. Comme son emploi est susceptible de plusieurs cause d'erreur [1], il n'est pas inutile de dire quelques mots sur la façon dont se prennent les mesures pneumatométriques.

Le patient doit être debout ou assis, mais jamais couché. Nous dirons même que la position assise est préférable, car c'est celle que peuvent prendre le mieux toutes les personnes ou bien portantes ou malades. Aucun vêtement ne doit serrer ni au cou ni sur le tronc, et, autant que possible, il faut expérimenter à jeun, afin d'éviter la réplétion de l'estomac ou de l'abdomen. La force d'inspiration s'obtient l'embouchure appliquée hermétiquement contre les lèvres, en aspirant profondément, la bouche fermée et après avoir recommandé au malade de faire préalablement à l'air libre une expiration aussi profonde que possible. On opère de même pour mesurer l'expiration, après une inspiration préalable aussi profonde que possible. Dans les deux cas, le mercure monte ou descend dans le tube d'une certaine quantité au-dessus ou au-dessous du zéro de l'échelle ; la différence de niveau, c'est-à-dire la pression, se lit en doublant le chiffre auquel est arrivé le mercure dans une des branches du tube.

[1] Ce qui le prouve, c'est la non-concordance des résultats auxquels sont arrivés les différents auteurs.

Notons ici une cause d'erreur qui mérite d'être signalée, car elle peut amener de grandes différences dans les résultats obtenus. La respiration forcée peut, aussi bien dans l'inspiration que dans l'expiration, se produire brusquement ou lentement. Dans le premier cas, la colonne monte tout d'un coup à un maximum qu'elle ne conserve pas; dans le second, nous voyons le mercure ne pas atteindre la même hauteur, et monter plus lentement; mais, une fois que la limite est atteinte, la colonne mercurielle s'y maintient tout le temps pendant lequel les muscles de la volonté peuvent produire un effort soutenu. C'est cette seconde valeur qu'on doit s'attacher à obtenir, et ne pas tenir compte des ascensions produites par une respiration brusque. Ajoutons qu'on peut considérer comme exact le chiffre auquel se sera maintenue la colonne mercurielle pendant une durée de deux ou trois secondes, qui suffit généralement.

Maintenant que nous connaissons l'emploi du pneumatomètre et les précautions qu'on doit prendre pour s'en servir, cherchons, avant de donner aucun chiffre, à interpréter les résultats qu'on obtient au moyen de cet appareil.

Si nous nous reportons aux formules indiquées plus haut :

$$\text{MI} = \text{PI} + e + r \qquad (1)$$
$$\text{et ME} = \text{PE} - e - r \qquad (2),$$

Nous en déduisons :

$$\text{PI} = \text{MI} - e - r \qquad (3),$$
$$\text{PE} = \text{ME} + e + r \qquad (4).$$

Les valeurs PI et PE étant justement celles qu'indique le pneumatomètre, nous pouvons de suite conclure que :

1° *La force inspiratoire notée au pneumatomètre représente la puissance des muscles inspirateurs, diminuée de la force qu'ils ont dû déployer pour vaincre les résistances provenant de l'élasticité pulmonaire et des parois thoraciques.*

2° *La force expiratoire notée au pneumatomètre représente la puissance des muscles expirateurs, augmentée de la valeur de l'élasticité pulmonaire et de la résistance des parois thoraciques.*

En additionnant les deux formules (3) et (4), nous obtenons :

$$PI + PE = MI + ME.$$

Ce qui revient à dire que : *la somme des forces inspiratoire et expiratoire est égale à celle des muscles inspirateurs et expirateurs, quelle que soit la valeur des autres facteurs.*

On voit, d'après cela, que l'on peut déterminer directement par le pneumatomètre la puissance des muscles qui agissent dans la respiration. Mais il n'en est pas de même si nous voulons évaluer séparément les muscles inspirateurs et expirateurs; et, comme il n'existe pour cela aucun moyen de mensuration directe, nous devrons nous reporter aux formules (1) et (2) et les réduire chacune à une *équation à une inconnue*. Pour cela, il faut que nous connaissions les valeurs de P, e et r. P est une quantité variable qui nous est fournie directement par le pneumatomètre, tandis que e et r sont des valeurs constantes dont on doit déterminer la moyenne une fois pour toutes.

e, seul, nous est connu depuis les mémorables expériences de Donders, tandis que *r* n'a été jusqu'ici l'objet d'aucune recherche. C'est surtout à déterminer cette dernière valeur qu'ont tendu nos efforts; c'est dans ce but que nous avons fait de nombreuses expériences cadavériques. Nous passerons donc successivement en revue les trois facteurs indiqués, comme étant les résistances qu'ont à vaincre les muscles inspirateurs, c'est-à-dire : l'élasticité pulmonaire, les résistances de toutes sortes provenant des parois thoraciques ou de leur voisinage; enfin, au sujet de la pression de l'air, qui fera l'objet d'un chapitre à part, nous donnerons les valeurs pneumatométriques à l'état normal et dans les différentes affections pulmonaires. Ces quantités une fois connues, cela nous permettra d'en déduire la valeur de X (MI et ME) dans nos équations (1) et (2).

ARTICLE DEUXIÈME

Élasticité pulmonaire

L'élasticité est une des propriétés les plus importantes du tissu pulmonaire. C'est grâce à elle que le poumon se laisse dilater pendant l'inspiration, en suivant d'une manière passive la cage thoracique dans son ampliation; c'est aussi cette élasticité qui entre en jeu dans l'expiration, mais alors comme agent actif, pour resserrer la poitrine et chasser l'air que l'inspiration y avait fait pénétrer.

On voit donc que cette propriété élastique du poumon, en tant que propriété de tissu, existe dans tous les mouvements de la respiration, aussi bien au moment de l'inspiration que pendant l'expiration. De plus, nous dirons qu'elle agit même pendant le repos de l'appareil respiratoire, c'est-à-dire après l'expiration modérée, alors que toutes les résistances vaincues par les muscles inspirateurs ont repris leur position d'équilibre. En effet, le mouvement de retrait du poumon est borné par les dimensions de la cage thoracique qui ne peut diminuer que dans certaines limites. Lorsque donc la poitrine est revenue sur elle-même, le poumon n'a pas encore épuisé toute son élasticité; il diminuerait encore de volume si la cage thoracique, contre laquelle il est retenu par le vide des plèvres, était capable de diminuer encore. Ce fait peut être mis en évidence par une simple expérience : si l'on ouvre sur un cadavre la cavité de la poitrine, les poumons reviennent brusquement sur eux-mêmes, et s'appliquent contre la colonne vertébrale sous la forme d'une petite masse spongieuse; le même fait se produit dans le pneumothorax, ou par suite de plaie pénétrante de la poitrine. Donc, l'élasticité du poumon n'est jamais complètement satisfaite sur l'animal vivant, ce qui assure l'énergie et la régularité des mouvements respiratoires; de même que dans une horloge un ressort agit avec d'autant plus de précision qu'on en limite le mouvement de retrait.

Mesure de l'élasticité pulmonaire. — Carson [1] est le premier qui, en 1820, évalua en chiffres la force élastique du poumon, au moyen du manomètre à eau. Les chiffres qu'il a donnés diffèrent peu de ceux des physiologistes qui ont entrepris les mêmes recherches, et parmi

1 Carson, On the elasticity of the Lung. (*Philosoph. transact.* 1820.)

lesquels nous citerons Bérard[1], Donders et Perls[2]. Ce dernier a étendu ses investigations à différents états morbides et a donné des résultats intéressants pour la clinique. Mais c'est à Donders que revient incontestablement le mérite d'avoir, par la précision de ses recherches, élucidé la question.

Carson avait constaté que la force élastique du poumon pouvait faire équilibre à une pression de 30 à 45 centimètres d'eau (soit 26 millimètres de mercure) chez un chien, de 15 à 18 chez un chat ou un lapin. Donders, en 1853[3], mesura cette force avec plus de précision, d'abord sur le cadavre, ensuite sur le poumon hors de la poitrine, enfin sur l'animal vivant.

1° Sur le cadavre. Donders met à nu la trachée, et, après l'avoir sectionnée, la met en communication avec un manomètre à eau. Puis il ouvre la poitrine; le poumon revient sur lui-même par suite de son élasticité, et, comprimant l'air qu'il contient, lui fait soulever la colonne manométrique à une hauteur qui varie entre 3 et 8 centimètres d'eau (en moyenne *5 millimètres de mercure*).

2° Les poumons étant extraits du thorax, Donders les insuffle d'air, à différent degrés de dilatation. Pour cela, il s'est servi de l'appareil précédent auquel il a ajouté un tube en T mis en rapport avec une pompe foulante. Au moyen de cette pompe, il faisait entrer dans le poumon des quantités successives d'air qui pouvaient lui

[1] Bérard, Effets de l'élasticité du poumon. (*Archiv. génér. de méd.*, 1830.)

[2] Perls, Ueber die Druckverhältnisse in Thorax bei Verschiedenen Krankheiten. (*Deutsches Archiv. f. klinische Medicin*, 1869.)

[3] Donders, Die Bewegung der Lungen des Herzens bei der respiration. (*Zeitschrift für rat. med.*, 1853.)

donner tous les degrés de dilatation. Il est arrivé à avoir ainsi progressivement un maximum de distension faisant équilibre à une colonne de 24 centimètres d'eau *(18 millimètres de mercure)*.

3° *Relativement à l'animal vivant*, les données de Donders sont très intéressantes. Immédiatement après avoir sacrifié l'animal, il répétait sa première expérience, et il a vu qu'alors le manomètre montait de 2 centimètres plus haut que sur l'animal mort depuis longtemps, et que le poumon, si on le laissait revenir sur lui-même, diminuait beaucoup plus de volume.

Nous verrons plus loin que par nos expériences sur les chiens, nous avons abouti aux mêmes résultats que Donders, en ce qui concerne cette dernière assertion. Nous sommes donc pleinement autorisé à admettre la conclusion qu'en a tirée le physiologiste allemand, et qui est celle-ci : la rétraction élastique du poumon est la somme de deux facteurs agissant dans le même sens : savoir, l'élasticité proprement dite, due aux fibres élastiques des alvéoles pulmonaires, et, d'autre part, la tonicité due aux fibres musculaires lisses. Mathias Duval a soutenu la même opinion ; ainsi nous trouvons dans une thèse faite à Strasbourg sous son inspiration, par Louis Oger, que les éléments musculaires lisses du poumon jouent un rôle bien plus par leur élasticité que par leur contractilité. Les mêmes idées ont été récemment confirmées par d'Arsonval[1]. On ne peut donc plus mettre aujourd'hui en doute cette assertion : l'élasticité du poumon appar-

[1] D'Arsonval, *Recherches théoriques et expérimentales sur le rôle de l'élasticité du poumon, dans les phénomènes de la circulation*. Thèse, Paris, 1877.

tient en partie aux fibres élastiques et en partie aux fibres musculaires lisses.

Quoi qu'il en soit, nous voyons, d'après ce qui a été dit, que l'élasticité pulmonaire est une force qui va sans cesse en croissant, à mesure que l'inspiration est plus avancée. Cette résistance, que les muscles de l'inspiration doivent surmonter, peut être évaluée, au début de l'inspiration, à une colonne mercurielle de 8 millimètres; et à la fin d'une inspiration profonde, à une colonne de 20 millimètres. Dans les mouvements ordinaires de la respiration, on peut estimer que la force élastique du poumon fait équilibre seulement à une colonne de mercure de 12 millimètres environ à la fin de l'inspiration. D'où il suit qu'*on peut évaluer à une colonne de mercure de 10 millimètres en moyenne, pendant toute la durée de l'inspiration, l'effort que les muscles inspirateurs ont à surmonter pour vaincre l'élasticité du poumon.*

Nous ferons remarquer que ces chiffres sont un peu plus forts que ceux que nous avons donnés plus haut comme résultats des expériences cadavériques de Donders. Ayant signalé l'importance de l'élasticité due aux muscles de Reisseissen, il était tout naturel que nous en tenions compte pour nous mettre dans les mêmes conditions qu'à l'état physiologique.

ARTICLE TROISIÈME

Résistance des parois thoraciques

Nous avons dit que, dans le premier temps de la respiration, les muscles inspirateurs avaient à lutter contre la résistance de la cage thoracique pour soulever les côte et agrandir les dimensions de cette cage. Nous savons aussi que c'est le retour à l'état normal, à la position d'équilibre du thorax, qui détermine l'expiration modérée lorsque les muscles inspirateurs n'agissent plus. De même enfin, ce fait passif du resserrement thoracique aide puissamment l'action des muscles qui agissent dans l'expiration forcée. Tous ces mouvements passifs supposent de la part du thorax deux conditions essentielles : *la mobilité* et *l'élasticité*. La mobilité est nécessaire pour que le mouvement général d'ampliation puisse avoir lieu, l'élasticité est de rigueur pour que les parties dilatées par les muscles inspirateurs puissent revenir à leur état primitif de resserrement. Telles sont les deux propriétés fondamentales de la cage thoracique ; mais elles ne sont pas les seules. En effet, le thorax n'a pas seulement pour fonction de coopérer activement à la respiration par sa dilatation et son resserrement alternatifs, il doit servir aussi à la protection des organes qui y sont renfermés et en assurer ainsi le fonctionnement régulier. Pour cela, il doit être capable de résister aux violences extérieures. C'est cette troisième propriété du thorax, la *résistance*, que nous allons envisager ; mais nous verrons que ces trois facteurs, mobilité, élasticité et résistance, s'enchaînent et ont entre elles d'intimes rapports que nous nous proposons de mettre en évidence.

Mobilité et élasticité du thorax. — Nous réunissons sous le même titre ces deux propriétés, car, dans le cas qui nous occupe, elles dépendent essentiellement l'une de l'autre, et il est impossible de les concevoir séparément.

La cage thoracique représente un cône tronqué à base inférieure. Elle est constituée par différentes pièces osseuses et cartilagineuses qui sont : d'abord la colonne vertébrale qui, par son immobilité, ne prend pas une part directe à l'agrandissement de la poitrine, mais sert de point d'appui aux leviers osseux ; ensuite le sternum qui est très peu mobile, mais sert aussi de point d'appui ; enfin les côtes et les cartilages costaux qui forment la portion essentiellement mobile et élastique de la cage thoracique. Ces différentes pièces présentent un agencement tel que, tout en étant très mobile, cette dernière résiste puissamment aux chocs extérieurs ; ses mouvements d'ensemble se passent : 1° dans les articulations costo-vertébrales ; 2° dans les articulations chondro-costales ; 3° dans les cartilages les uns sur les autres.

Dans les articulations costo-vertébrales, chaque côte représente un levier dont le point d'appui est au niveau de cette articulation ; c'est donc là que se passe le centre du mouvement de chaque côte qui, on le voit, sera d'autant plus mobile et jouira d'une incursion d'autant plus grande que cette articulation sera plus lâche. Ce fait a été vérifié ; de toutes les côtes, les plus mobiles sont les onzième et douzième qui correspondent aussi à une articulation costo-vertébrale dont la synoviale est plus étendue. La première côte est la moins mobile de toutes, excepté chez la femme qui, présentant le type costo-supérieur, a, selon la remarque de Helmholtz, les articulations costo-vertébrales supérieures plus lâches et plus mobiles que les inférieures.

Les mouvements des articulations chondro-costales sont moins importants ; ce ne sont que des mouvements de glissement assez limités, et dont la mobilité va en diminuant de bas en haut.

Enfin les mouvements des cartilages les uns sur les autres sont un peu plus étendus : les sixième, septième, huitième, neuvième et dixième cartilages s'articulent entre eux, de façon que, les dernières côtes qui s'y rapportent se meuvent toujours simultanément, tandis que les côtes supérieures se meuvent indépendamment.

Telles sont les articulations qui permettent la mobilité du thorax. Mais elles ne sont pas les seules à la constituer ; car si la côte et leurs cartilages étaient des leviers inflexibles, leur mouvement d'élévation serait très restreint. A l'état normal, ces mouvements sont bien plus prononcés que ne le comporte la mobilité des surfaces articulaires ; cela provient de la flexibilité des côtes et de l'élasticité de leurs cartilages. C'est grâce à sa minceur et à son aplatissement que la côte est flexible, et c'est de cette flexibilité que résulte sa torsion autour d'un axe représenté par la corde qu'il sous-tend. Quant aux cartilages costaux, formés essentiellement par des cartilages hyalins enveloppés d'un périchondre épais, en servant de liens intermédiaires entre les côtes et le sternum, ils suppléent largement au peu de mobilité de l'articulation chondro-sternale. C'est, en effet, dans ces cartilages que se passe en grande partie, en avant, le mouvement de torsion en vertu duquel la côte, dont la face externe est inclinée vers le bas pendant l'expiration, se redresse, au moment de l'inspiration, sur la corde fictive qui joint ses deux extrémités.

On le voit donc, la plus ou moins grande mobilité de la cage thoracique dépend en majeure partie de son élasticité, et les variations de l'une entraîneront forcément celles de l'autre. Aussi, dans le courant de ce chapitre, emploierons-nous indistinctement ces deux termes.

La mobilité thoracique forme la base fondamentale de nos expériences; aussi croyons-nous devoir y insister et en examiner les variations, non seulement dans les différents âges, physiologiquement parlant, mais aussi dans certains états pathologiques.

Disons tout d'abord que plus un individu avance en âge, moins son thorax présente de mobilité, et, par suite, d'élasticité. A la naissance, les poumons se dilatant au point de doubler de volume, il en résulte que les gouttières vertébrales deviennent plus profondes et plus larges, et que la poitrine, primitivement aplatie transversalement, s'arrondit, puis s'aplatit plus tard dans le sens opposé. Toutes ces modifications ne s'effectuent pas sans une grande mobilité du thorax ; à cet âge, en effet, les cartilages costaux sont blancs, souples et élastiques ; les côtes sont extrêmement flexibles et le sternum est presque entièrement cartilagineux. A l'époque de la puberté, la cavité thoracique prend un accroissement plus rapide, et, vers dix-huit ans, elle acquiert sa forme définitive, c'est-à-dire, qu'elle est alors aplatie transversalement ; mais sa capacité continue à croître jusqu'à vingt-cinq ou trente ans, selon le sexe.

Chez l'adulte, le thorax est parvenu au terme de son développement, et ne présente plus que des modifications relatives à sa nutrition. Il commence alors à perdre de sa mobilité primitive, les articulations chondro-costales commencent à se souder, les cartilages deviennent moins souples et plus fragiles, et les parois thoraciques n'étant plus aussi mobiles prennent une part moins grande à la respiration qui devient alors diaphragmatique.

Chez le vieillard, les cartilages sont soudés au sternum et deviennent le siège d'altérations diverses, principalement d'une ossification qui leur enlève une partie de leur élasticité ; ce travail d'ossification a toujours une marche lente : il commence par des points osseux disséminés au milieu de la masse cartilagineuse, en même temps que des lamelles osseuses se déposent sur la face profonde du périchondre. Ces cartilages deviennent ainsi de plus en plus rigides, de telle sorte que les côtes et le sternum finissent par se mouvoir comme une seule pièce sur le rachis ; ces mouvements même sont très limités, car les articulations costo vertébrales présentent aussi alors une plus grande rigidité. En devenant moins élastique, la cage thoracique devient donc ainsi moins dilatable, de sorte que chez le vieillard la respiration se fait à peu près exclusivement par le diaphragme.

Toutes les modifications dont nous venons de parler, et qui sont relatives au développement du thorax et à sa plus ou moins grande mobilité selon l'âge, nous avons été à même de les vérifier par nos expériences cadavériques ; nous verrons plus loin, en effet, d'après les chiffres que nous exposerons, que la résistance des parois thoraciques est d'autant plus considérable que l'individu est lui-même plus âgé ; ce qui prouve, comme nous l'avancions plus haut, que la résistance des parois thoraciques dépend avant tout de leur mobilité ou de leur élasticité.

C'est à cette même mobilité qu'est subordonné le type respiratoire, comme l'ont très bien prouvé Beau et Maissiat[1], auxquels nous empruntons les détails qui suivent. D'après ces auteurs, les deux principaux résultats de la contraction du diaphragme sont d'augmenter le diamètre vertical du thorax et le diamètre transverse de sa base. Le premier de ces effets s'observe chez les individus qui ont les côtes très peu mobiles, car alors celles-ci résistent à la contraction du diaphragme et lui servent de point d'appui pour abaisser le poumon, et refouler les viscères abdominaux ; dans ce cas, les côtes n'exécutent aucun mouvement et l'abdomen seul se dilate ; c'est le type respiratoire que Beau et Maissiat ont appelé *abdominal*, et qui s'observe chez les vieillards, dont la cage thoracique ne forme plus qu'une pièce rigide, les côtes ayant perdu leur souplesse et leur mobilité.

Lorsque les côtes sont beaucoup plus mobiles que dans le cas précédent, le diaphragme, en se contractant, abaisse d'abord un peu le poumon et les viscères abdominaux ; mais, comme les côtes, par leur mobilité et leur élasticité, ne peuvent plus lui servir de point d'appui solide et fixe, il élève ces dernières à leur tour, en s'appuyant sur le poumon et les viscères abdominaux. Dans ce cas, c'est l'agrandissement du diamètre transverse de la base thoracique que produit la contraction du diaphragme, et l'on a le type *costo inférieur*.

Enfin, dans les inspirations profondes ordinaires, si les insertions costales du diaphragme sont mobiles, il y a d'abord abaissement des poumons et des viscères abdominaux, puis écartement des côtes et augmentation des dia-

[1] Beau et Maissiat, Recherches sur le mécanisme des mouvements respiratoires (*in Archives génér. de Méd.*, 1842).

mètres transversaux. Il y a alors combinaison des types abdominal et costo-inférieur; c'est le cas le plus ordinaire de la respiration chez l'homme adulte.

Chez le jeune enfant, on observe constamment le type abdominal, à cause de la mollesse extrême des cartilages costaux et de l'appendice xyphoïde ; ceux-ci n'étant pas assez rigides pour transmettre la traction du diaphragme aux côtes, cèdent à cette traction et s'enfoncent ; en même temps, les côtes restent immobiles, parce qu'elles n'ont pu recevoir aucun mouvement de leurs cartilages, ceux-ci ayant épuisé leur action en cédant au diaphragme. Voilà pourquoi, malgré la grande mobilité du thorax, le type costo-inférieur ne peut s'établir chez l'enfant ; voilà pourquoi ce type ne s'observe chez eux qu'à un âge où les cartilages costaux sont assez rigides pour ne plus céder à la traction du diaphragme.

A propos du type respiratoire chez la femme, qui est costo-supérieur, MM. Beau et Maissiat ont prouvé que ce mode de respiration ne provient pas uniquement de l'usage du corset, comme on le croyait, mais qu'il existe aussi chez les femmes non assujetties à cet usage. Ce type respiratoire est spécial à la femme, et est en rapport avec les fonctions de son thorax qui doit, pendant la grossesse, suppléer par sa dilatation supérieure à la compression que sa base subit. D'ailleurs, nous avons déjà fait remarquer que, d'après Helmholtz, les articulations costo-vertébrales supérieures sont plus lâches et plus mobiles chez la femme que chez l'homme.

D'ailleurs, le mode respiratoire ne présente pas un type constant chez toutes les personnes ; il peut offrir de grandes variétés individuelles dépendant d'une foule de causes : ainsi, on peut modifier expérimentalement le mode d'inspiration normal d'un individu en comprimant soit son thorax, soit son abdomen ; le même résultat peut être obtenu par l'exercice. On sait que les chanteurs s'étudient à porter au maximum leur respiration diaphragmatique, afin d'emmagasiner dans leur poitrine le plus d'air possible.

Pour terminer ce qui a rapport à la mobilité des parois thoraciques, nous dirons que c'est d'elle que dépendent ces diverses altérations de forme qu'on observe dans certains états pathologiques, comme dans le rachitisme, et les épanchements pleurétiques récents ou chroniques.

J. Cloquet a bien étudié et clairement décrit[1] le mécanisme de la déformation du thorax chez le rachitique. Il a montré comment la forme en carène observée dans ce cas provenait de la mollesse extrême des os qui, ne pouvant être tirés directement au dehors par aucun muscle, subissaient à chaque expiration l'influence de l'élasticité du poumon et se rétractaient avec lui.

L'élasticité du thorax joue encore un grand rôle dans les pleurésies récentes. C'est grâce à elle que la poitrine se dilate sous l'influence de l'épanchement, et empêche ainsi que le poumon et le cœur subissent une compression trop considérable. Voilà pourquoi les pleurésies sont plus graves chez le vieillard, de même que, mais pour une autre raison, l'asthme et toutes les affections pulmonaires en général, revêtent à cet âge de la vie un caractère de plus grande gravité. Nous trouvons la cause de ce dernier

[1] J. Cloquet, *De l'influence des efforts sur les organes renfermés dans la cavité thoracique*. Paris, 1820.

fait dans le défaut de puissance mécanique respiratoire, qui est en rapport avec la rigidité du thorax.

Disons enfin que c'est grâce à leur flexibilité que les parois thoraciques se rétractent et subissent une déformation, soit dans la pleurésie chronique, soit à la suite de l'opération de l'empyème.

Si nous nous sommes étendu aussi longuement sur la mobilité du thorax et les conséquences qui en découlent, c'est que cette question a un rapport direct avec la résistance des parois thoraciques que nous nous sommes proposé de mesurer. A ce sujet, les chiffres auxquels nous sommes arrivé sont instructifs et intéressants à plus d'un point de vue. Il était donc tout naturel de suivre cet enchaînement d'idées, qui nous fera mieux comprendre les conclusions que nous pourrons tirer de nos expériences.

1. EXPOSÉ DE NOS EXPÉRIENCES

Nous avons dit, au début de ce travail, que dans les mouvements ordinaires de la respiration, il y avait une lutte continuelle entre l'action musculaire et la force élastique des parois thoraciques et des poumons ; entre les forces vitales d'une part, et les propriétés de tissu, forces purement physiques, de l'autre. D'un autre côté, nous savons que la vie finit par une expiration, parce que, à la cessation des forces vitales survivent les forces physiques ; celles-ci n'étant plus alors contrebalancées par les premières, semblent reprendre tout leur empire et agir seules. Il nous sera dès lors facile de les évaluer sur le cadavre : c'est ce que nous avons fait.

Voici, en deux mots, quelle a été pour cela notre manière de faire.

La rigidité cadavérique n'existant plus, c'est-à-dire trente-six heures environ après la mort, nous avons injecté dans les poumons la quantité d'air qui y entre à l'état physiologique dans une inspiration profonde (2 litres et 200 centimètres cubes en moyenne, pour un adulte). En même temps que la dilatation thoracique résultant de cette insufflation, nous avons noté la pression déterminée sur un manomètre à mercure ; cette pression représentait la somme des forces passives dont nous avons parlé plus haut, c'est-à-dire l'élasticité pulmonaire et la résistance des parois thoraciques. Dans une seconde partie de l'expérience, nous avons ouvert la poitrine, enlevé toute la moitié antérieure du thorax, et séparé les poumons des parties avoisinantes, de façon que, n'ayant plus aucune entrave, ils puissent se dilater complètement à l'air libre. Puis nous y avons insufflé la *même quantité* d'air que la première fois, et noté la nouvelle pression manométrique. Cette pression ne représentait plus que l'élasticité pulmonaire; nous n'avons eu qu'à faire une soustraction avec le premier chiffre obtenu, et la différence nous a indiqué la mesure de la résistance thoracique.

Telle est, exposée d'une manière générale, la façon dont nous avons essayé de résoudre la question. A première vue, le problème paraît bien simple et facile à élucider ; mais nous ne nous dissimulons pas qu'il est, au contraire, très complexe, et qu'il y a lieu de tenir compte d'une foule de causes accessoires de résistances. Ainsi, ce ne sont pas seulement les poumons et les parois thoraciques qui ont été dilatés, soit à l'état de vie par les muscles inspirateurs, soit dans nos expériences par l'insufflation ; il y a aussi une foule d'agents élastiques qui ont été dérangés de leur position d'équilibre, et qui, tendant à revenir à leur état normal, facilitent d'un côté la respiration, et de l'autre augmentent la pression de notre manomètre. Ces agents élastiques accessoires sont très variés et nombreux ; ce sont : le péricarde auquel on ne peut refuser la propriété d'élasticité, tiraillé qu'il est par le diaphragme ; les aponévroses intercostales et les muscles intercostaux ; les viscères de l'abdomen, dont l'élasticité est due surtout aux gaz qui permettent l'abaissement du diaphragme et qui repoussent ensuite ce muscle à sa place, quand il a cessé de se contracter, ou que l'insufflation d'air est achevée ; ce sont aussi : la ligne blanche, les intersections des muscles droits et les aponévroses abdominales ; enfin, on peut citer comme agents élastiques généraux : la peau et les muscles expirateurs. Ces derniers, en effet, sont allongés par suite de l'ampliation de la poitrine, et possèdent une force de rétraction élastique proportionnée à leur allongement, et subsistant même après la mort.

Tels sont les différents agents qui, par leur élasticité, prêtent un puissant concours à la respiration et ne peuvent agir indépendamment les uns des autres. Toutes ces forces sont tellement combinées qu'elles forment un mouvement unique, et sous ce rapport il est impossible de séparer les parois thoraciques de l'abdomen.

Voilà pourquoi, lorsque nous parlerons de la résistance des parois thoraciques, il sera sous-entendu que nous y ajouterons toutes les résistances accessoires dont nous venons de parler. D'ailleurs c'est justement parce que nous n'avons pu, sur le cadavre, isoler complètement les parois thoraciques et en mesurer la valeur, que nos résultats sont plus conformes à la vérité, car nous nous sommes ainsi d'autant plus rapproché de l'état physiologique normal, où toutes ces puissances entrent en jeu et dont il faut nécessairement tenir compte en pneumatométrie.

Une autre question se présente maintenant : pour opérer, le cadavre n'offrant plus ou presque plus de rigidité, nous avons dû souvent attendre trente-six et même quarante heures après la mort; dans ces conditions, pouvions-nous considérer les éléments à mesurer comme étant à l'état normal? Le temps relativement long qui s'était écoulé entre la cessation de la vie et notre expérience, n'avait-il pas amené une altération de ces éléments, et, par suite, l'impossibilité absolue de les mesurer? Nous voulons de suite répondre à cette question, car elle pourrait servir de matière à grave objection.

D'abord, nous avons établi plus haut que les forces physiques essentiellement passives de la respiration (les seules que nous ayons en vue) subsistaient après la mort, et même subsistaient seules, sans être plus contrebalancées par les forces vitales. Mais, parmi ces forces, les unes peuvent être considérées comme absolument passives, ce sont : les os, cartilages, aponévroses, ligaments, tous éléments qui ne se modifient pas après la mort et conservent leur élasticité. Il n'en est pas de même des muscles expirateurs et intercostaux qui, bien que jouant un rôle passif dans l'inspiration, peuvent être considérés comme des résistances actives. La plus grande partie de leur élasticité provient, en effet, de leur contractilité, et c'est grâce en partie à leur force de tonicité qu'ils reviennent sur eux-mêmes, lorsqu'ils ont été allongés par leurs muscles antagonistes. Leur contractilité disparaissant après la mort, on conçoit qu'ils doivent perdre une partie, mais une partie seulement, de leur élasticité. C'est donc une cause d'erreur, mais il faut aussi reconnaître qu'elle est bien minime, si l'on songe à la puissance, au nombre et à la variété de toutes les autres forces qui agissent, et qui, elles, n'ont pas perdu leur élasticité. Nous nous croyons donc autorisé à négliger cette petite cause d'erreur, sans craindre pour cela que nos résultats soient taxés d'inexactitude.

D'autre part, nous avons dit, à propos de l'élasticité pulmonaire, que celle-ci appartenait en partie aux fibres élastiques et en partie aux fibres musculaires lisses de Reisseissen. On pourrait donc nous objecter que, la contractilité de ces dernières n'existant plus, l'élasticité pulmonaire est bien amoindrie [1] et ne peut se mesurer exactement. A cela nous répondrons que cette diminution ne change absolument rien à notre résultat final; il nous importe peu, en effet, que la valeur de l'élasticité pulmonaire soit plus ou moins considérable; l'essentiel pour nous, c'est qu'elle soit la même dans la première et la seconde partie de notre expérience, puisque, pour l'éliminer, nous la retranchons d'une somme où elle se trouve; la différence sera toujours la même, que cette élasticité soit plus ou moins grande, à condition toutefois que cette

[1] Nous savons que Donders, en insufflant de l'air dans le poumon d'un animal, immédiatement après l'avoir sacrifié, a vu que le manomètre (à eau) montait alors de 2 centimètres plus haut que sur l'animal mort depuis longtemps.

dernière valeur ne change pas dans les deux phases de notre expérience.

Pour ce qui est de l'élasticité propre du poumon et des parois thoraciques, en un mot de tous les agents élastiques que nous avons énumérés, nous avons voulu nous assurer si cette propriété inhérente à leur tissu ne s'altérait vraiment pas après la mort ; il était de même important pour nous de savoir si, au moment de l'expérience, cette élasticité était encore assez énergique pour supporter, sans diminuer, notre première insufflation. On conçoit, en effet, que si cela devait arriver, les chiffres obtenus dans la seconde partie de notre expérience ne représenteraient plus la véritable élasticité pulmonaire.

Voici, à ce propos, les expériences que nous avons faites.

Nous insufflions, par 200 centimètres cubes, des quantités successives d'air, en commençant à noter la pression à partir du moment où nous avions introduit la quantité ordinaire respirée par le sujet dans une forte inspiration. Nous ne nous arrêtions que lorsque le poumon était bandé à son maximum, et qu'il n'eût plus été possible d'insuffler une nouvelle quantité sans produire une déchirure de l'organe. Puis nous laissions l'air s'écouler, et la poitrine revenir à son état d'équilibre, c'est-à-dire, en expiration. Chez le même sujet nous répétions la même expérience plusieurs fois de suite, et avant et après l'ablation des parois thoraciques, en ayant soin que la circonférence thoracique revînt à son chiffre primitif, chaque fois que nous laissions l'air s'écouler au dehors.

Nous croyons devoir exposer en détails les six expériences que nous avons faites ainsi :

Expérience I. — Enfant de quinze mois, du sexe masculin. Expérience faite quarante-cinq heures après la mort.

Taille.	71 cent.
Hauteur du thorax.	12 cent.
Circonférence thoracique.	42 cent. (avant l'insufflation.)
— —	44 cent. 1/2 (après insuffl. de 600 cent. cubes.

INSUFFLATION DE	1re fois	2me fois	3me fois	4me fois	5me fois	6me fois	7me fois
	mm.	mm.	mm	mm.	mm.	mm.	mm.
200 centimètres cubes.	16	16	18	18	18	20	24
400 — —	30	30	34	34	34	36	38
600 — —	58	58	56	60	60	64	64

(Une déchirure pulmonaire s'étant accidentellement produite en coupant les côtes, la seconde partie de l'expérience n'a pu être faite.)

Exp. II. — Enfant de vingt-six mois, du sexe féminin. Expérience faite quarante heures après la mort. Souplesse.

Taille.	67 cent.
Hauteur du thorax.	11 cent.
Circonférence thoracique. . . .	42 cent. (avant l'insufflation).
— — . . .	44 cent. (après insufflation de 600 cent. cubes.

INSUFFLATION DE	Avant l'ablation des parois thoraciques			Après l'ablation des parois thoraciques	
	1re fois	2me fois	3me fois	1re fois	2me fois
	mm.	mm.	mm.	mm.	mm.
200 centimètres cubes.	16	16	14	12	14
400 — —	32	34	34	24	26
600 — —	66	66	60	46	50

(Poumons sains.)

Exp. III. — Enfant de trois ans, du sexe masculin. Expérience faite quarante-six heures après l'expérience. Souplesse.

Taille. . . . . 72 cent.
Hauteur du thorax. . . . . 13 cent.
Circonférence thoracique. . . . . 40 cent. (avant l'insufflation)
— — . . . . 42 cent. (après insufflation de 800 cent. cubes.

INSUFFLATION DE	AVANT L'ABLATION DES PAROIS THORACIQUES				APRÈS L'ABLATION DES PAROIS THORACIQUES			
	1re FOIS	2me FOIS	3me FOIS	4me FOIS	1re FOIS	2me FOIS	3me FOIS	4me FOIS
	millim.	millim.	millim.	millim.	millim.	millim	millim.	millim.
200 centimètres cubes.	14	14	14	15	10	10	10	12
400 — —	28	28	30	30	24	24	26	28
600 — —	46	46	44	44	38	36	34	36
800 — —	60	60	52	48	40	40	38	40

(Enfant rachitique. Poumons sains.)

Exp. IV. — Enfant de sept ans et demi, du sexe féminin. Expérience faite quarante-quatre heures après la mort. Souplesse.

Taille. . . . . 1 m. 14.
Hauteur du thorax.. . . . . . 19 cent.
Circonférence thoracique. . . . 52 cent. (avant l'insufflation).
— — . . . 54 cent. (après insufflation de 1 l. 400 c. c.

INSUFFLATION DE	AVANT L'ABLATION DES PAROIS THORACIQUES			APRÈS L'ABLATION DES PAROIS THORACIQUES	
	1re FOIS	2me FOIS	3me FOIS	1re FOIS	2me FOIS
	millim.	millim.	millim.	millim.	millim.
200 centimètres cubes.	8	8	6	6	8
400 — —	12	12	12	10	10
600 — —	18	18	16	12	14
800 — —	22	20	18	16	16
1 litre.	26	24	24	20	22
1 litre 200.	30	30	28	22	24
1 litre 400.	38	38	38	24	26

(Pleurésie gauche avec épanchement. Le poumon gauche ne se laisse pas autant dilater que le droit, pourtant il n'a aucune lésion.)

Exp. V. — Femme de quarante-neuf ans. Expérience faite cinquante-six heures après la mort. Grande souplesse.

Taille.	1 m. 63.
Hauteur du thorax.	30 cent.
Circonférence thoracique.	73 cent. (avant l'insufflation).
— —	77 cent. (après insufflation de 2 l. 200 c. c.

INSUFFLATION DE	AVANT L'ABLATION DES PAROIS THORACIQUES									
	1re FOIS	2me FOIS	3me FOIS	4me FOIS	5me FOIS	6me FOIS	7me FOIS	8me FOIS	9me FOIS	10me FOIS
	mlm	mlm	mlm	mlm.	mlm.	mlm.	mlm.	mlm.	mlm.	mlm.
2 litres.	18	18	18	18	18	16	16	16	16	16
2 litres 200 . .	20	20	18	18	18	18	18	18	18	20
2 litres 400. . . .	22	20	20	20	18	20	20	18	18	20
3 litres.	28	24	24	26	24	24	24	22	22	22
3 litres 600. . .	30	30	30	30	30	28	28	26	26	26

INSUFFLATION DE	APRÈS L'ABLATION DES PAROIS THORACIQUES									
	1re FOIS	2me FOIS	3me FOIS	4me FOIS	5me FOIS	6me FOIS	7me FOIS	8me FOIS	9me FOIS	10me FOIS
	mlm.	mlm.	mlm.	mlm.	mlm.	mlm.	mlm.	mlm.	mlm.	mlm
2 litres.	10	10	10	10	10	8	8	8	8	8
2 litres 200. . .	10	10	10	10	10	8	8	8	8	8
2 litres 400. . .	12	12	12	10	10	8	10	10	10	10
3 litres.	14	14	14	14	14	10	12	12	12	12
3 litres 600.. . .	16	16	16	16	16	14	14	14	14	12

(Les côtes sont plus molles qu'à l'état normal, surtout à droite, où la simple compression du thorax par la main mise à plat a déterminé une fracture de la sixième côte. — Morte de carcinôme utérin. Pleurésie purulente à droite. Congestion cadavérique des parties postérieures et déclives des deux bases.)

Exp. VI. — Homme de soixante-dix-sept ans. Expérience faite quarante-cinq heures après la mort. Constitution robuste. Souplesse.

Taille.	1 m. 72.
Hauteur du thorax.	34 cent.
Circonférence thoracique.	82 cent. (avant l'insufflation).
— —	83 cent. 1/2 (après insufflation de 2 l. 200 c. c.

INSUFFLATION DE	AVANT L'ABLATION DES PAROIS THORACIQUES			APRÈS L'ABLATION DES PAROIS THORACIQUES	
	1re FOIS	2me FOIS	3me FOIS	1re FOIS	2me FOIS
	millim.	millim.	millim.	millim.	millim.
2 litres.	24	24	24	4	4
2 litres 200.	24	24	24	4	4
2 litres 400.	24	24	24	4	4
2 litres 600	24	24	24	6	4
2 litres 800.	28	26	26	6	6
3 litres.	32	30	28	6	6
3 litres 200.	32	32	30	8	8
3 litres 400.	36	36	34	8	8

(Emphysème pulmonaire très prononcé. Après l'ablation des parois thoraciques, il a fallu insuffler 10 litres d'air pour faire monter la pression à 20 millimètres.)

Ces expériences sont assez significatives ; elles nous prouvent que l'élasticité du poumon et des parois thoraciques est assez énergique pour résister sans s'altérer, sans s'amoindrir d'une manière appréciable, à plusieurs insufflations successives qui dilatent même à son maximum l'appareil respiratoire. Dans l'expérience V, la plus complète que nous ayons faite à ce point de vue, nous remarquons qu'il a fallu insuffler cinq fois de suite 3 litres 600 centimètres cubes d'air, pour arriver à une diminution de 2 millimètres de pression.

Quant aux expériences concernant les enfants, nous voyons, au contraire, en plusieurs endroits la pression devenir plus forte après quelques insufflations successives de la même quantité d'air. Ce fait demande une explication, car il pourrait prêter à l'erreur. Nous avons observé que chez les enfants, d'une façon générale, après deux ou trois insufflations, la circonférence thoracique ne revenait pas spontanément à son chiffre primitif, quand on laissait écouler l'air au dehors ; il fallait exercer une compression sur la poitrine, et encore n'arrivait-on pas toujours à la resserrer suffisamment. Cela provient de ce que, chez les enfants, le thorax, par son peu de résistance, ne s'oppose aucunement à la dilatation pulmonaire ; celle-ci, s'exerçant librement, l'emphysème se produit beaucoup plus facilement que chez l'adulte, lorsque la pression intra-pulmonaire est trop énergique. Voilà pourquoi une certaine quantité d'air restant dans les poumons, il n'est pas étonnant qu'à l'insufflation suivante, la pression manométrique soit plus forte que la première fois.

Quoi qu'il en soit, ces expériences prouvent surabondamment que l'élasticité des poumons et des parois thoraciques est capable de résister sans s'amoindrir à cinq insufflations successives d'air, qui ont bandé ce système à son maximum. Cela semble indiquer que l'élasticité doit sans doute être sensiblement la même pendant la vie et au moment de nos expériences.

Avant d'exposer ces dernières et d'en tirer les conclusions qu'elles comportent, il était nécessaire d'établir ces préliminaires et d'aller au-devant des objections qui pourraient nous être posées. D'ailleurs, pour nous rapprocher le plus possible de l'état physiologique normal et nous mettre à l'abri de tout reproche, nous avons contrôlé nos expériences, en les répétant sur le chien, et pendant la vie et immédiatement après la mort ; nous sommes ainsi arrivé à des résultats intéressants que nous exposerons plus loin.

L'appareil dont nous nous sommes servi pour nos expériences se compose d'un manomètre à mercure, analogue au pneumatomètre décrit plus haut, et relié par un tube en caoutchouc avec un robinet à trois voies. Les deux autres voies de ce robinet communiquent, l'une avec une pompe aspirante et foulante, semblable à celle de l'appareil de Potain, mais jaugeant une capacité de 100 centimètres cubes ; l'autre voie du robinet est en relation, toujours au moyen d'un tube en caoutchouc, avec une canule métallique coudée et de grosseur variable, afin de s'adapter aux trachées de tous calibres.

Nous avons employé des tubes en caoutchouc suffisamment épais pour qu'ils ne puissent pas se dilater sous la pression de l'air intérieur pendant l'insufflation, et, par conséquent, augmenter cette pression par leur réaction élastique. De plus, nous nous sommes attaché, à l'aide de fortes ligatures, à rendre impossibles les plus petites fuites d'air au niveau des endroits où les tubes en caoutchouc étaient reliés avec des ajutages rigides. De cette façon, nous avions un appareil hermétiquement clos sous toutes les pressions sous lesquelles nous opérions, et qui nous donnait des résultats exacts.

Voici, au moyen de cet appareil, comment nous avons procédé :

Après avoir pris nos mensurations [1], nous mettions à nu la trachée ; nous l'isolions et la coupions transversalement à sa partie supérieure. Cela fait, nous introduisions dans l'orifice béant celle de nos canules qui s'y adaptait le mieux ; nous y fixions solidement le canal aérien au moyen de plusieurs ligatures fortement serrées. Ce temps de l'opération est très important, car c'est toujours à cet endroit que l'air tend à s'échapper quand on le soumet à une forte pression ; aussi, pour nous mettre à l'abri de tout accident, avions-nous soin d'entourer préalablement la partie de la canule devant être introduite dans la trachée, d'un tube en caoutchouc faisant l'office de manchon, et sur lequel nous fixions solidement la trachée. De cette façon, nous étions sûr d'avoir une occlusion encore plus hermétique.

L'appareil étant ainsi disposé, et le robinet à trois voies communiquant de toutes parts, nous insufflions, au moyen de notre pompe graduée, la quantité d'air que pouvait introduire dans ses poumons le sujet en expérience, pendant une inspiration forcée. Pour cela, nous nous guidions avant tout sur l'âge qui est, plutôt que la taille [2], en rapport avec la capacité pulmonaire. Ainsi, sur un homme adulte, nous insufflions 2 litres

[1] Pour la hauteur du thorax, nous l'avons déterminée comme l'indique Sappey : « En explorant, dit-il, tout le contour de la poitrine, j'ai fini par constater qu'une ligne verticale, passant par le mamelon, se terminant en haut sur la clavicule, en bas sur le rebord des fausses côtes, exprimait d'une manière très approximative le diamètre vertical réel du poumon. »

[2] Malgré Hutchinson, qui prétend que la capacité pulmonaire varie, en premier lieu, avec la taille de chaque individu.

200 centimètres cubes d'air[1], tandis que chez l'enfant, nous en insufflions d'autant moins qu'il était plus jeune. D'ailleurs en cela il ne fallait pas agir par à peu près; aussi nous sommes-nous guidé sur les expériences de Schnepf, qui a étudié les rapports entre l'âge et la capacité pulmonaire et en a donné un tableau très complet. Nous croyons devoir reproduire les moyennes de son tableau, car nous nous sommes basé sur elles pour savoir la quantité d'air que nous devions insuffler chaque fois, et nous rapprocher ainsi des conditions physiologiques normales :

CAPACITÉ PULMONAIRE AUX DIFFÉRENTS AGES :

De 3 à 4 ans.	500 centimètres cubes.
De 5 à 7 —	1 litre.
De 8 à 9 —	1 — 300 centimètres cubes.
A 10 ans.	1 — 400 —
A 11 —	1 — 500 —
A 12 —	1 — 800 —
A 13 —	1 — 900 —
A 14 —	2 — 400 —
A 15 —	2 — 600 —
A 16 —	3 — 200 —
A 17 —	3 — 400 —
A 18 —	3 — 700 —
A 19 —	3 — 900 —
De 20 à 25 ans.	3 — 800 —
De 25 à 30 —	3 — 700 —
De 30 à 35 —	3 — 500 —
De 35 à 40 —	3 — 400 —
De 40 à 45 —	3 — 400 —

[1] On sait que la quantité normale d'air inspiré ou expiré, dans la respiration modérée, est de 500 centimètres cubes, et que l'excès d'air que nous inspirons, dans les inspirations les plus profondes possibles, en sus de la quantité normale, c'est-à-dire ce que Hutchinson appelle *l'air complémentaire*, peut être évalué à 1 litre 670 centimètres cubes. Donc, l'air introduit dans les poumons, pendant une inspiration profonde, est de 500+1.670 centimètres cubes = 2 litres 170 centimètres cubes.

Ce tableau nous montre que la capacité vitale du poumon suit une double oscillation, une progression ascendante depuis l'enfance jusqu'à l'âge de vingt ans, et descendante à partir de cette époque jusque dans la vieillesse reculée.

De ce tableau, il résulte aussi, chose importante pour nous, qu'à partir de trois ans, la capacité pulmonaire augmente par année de 260 centimètres cubes, jusqu'à trente-cinq ans, où elle commence à décroître, à peu près dans les mêmes proportions.

Mais nous devons faire remarquer que les chiffres donnés plus haut ne sont pour nous qu'une proportion et n'indiquent pas la quantité exacte que nous avions à insuffler à chaque âge. Ces chiffres, en effet, représentent la capacité pulmonaire tout entière, moins le résidu respiratoire, c'est-à-dire la réserve respiratoire, la quantité normale d'air inspiré ou expiré et l'air complémentaire. Pour nous, qui opérions sur un cadavre à l'état d'expiration modérée, il nous suffisait d'insuffler une quantité d'air représentant la respiration ordinaire, plus l'air complémentaire.

Cependant le tableau de Schnepf n'indique la capacité vitale qu'à partir de trois ans ; or, comme nous avons opéré aussi sur des enfants moins âgés, il était de première importance pour nous de connaître *exactement* la quantité d'air à insuffler chez chaque enfant. En effet, si nous nous reportons aux expériences indiquées plus haut (p. 44), nous remarquons que, chez les enfants, il y a une différence considérable de pression, chaque fois que l'on insuffle seulement 100 centimètres cubes d'air en plus, et que cette différence est d'autant plus grande que l'enfant est plus jeune. Ainsi nous notons:

	AGE	AUGMENTATIONS MANOMÉTRIQUES PAR CHAQUE 100 CENTIMÈTRES CUBES INSUFFLÉS	
		AVANT L'ABLATION DES PAROIS THORACIQUES	APRÈS L'ABLATION DES PAROIS THORACIQUES
Exp. I.. .	15 mois.	7 et 14 millimètres.	
Exp. II. .	26 mois.	8 et 16 millimètres.	6 et 11 millimètres.
Exp. III. .	3 ans.	7, 9 et 6 millimètres.	7 et 7 millimètres.
Exp. IV. .	7 ans 1/2.	2, 3, 2, 2, 2 et 4 millim.	2, 1, 2, 2, 1, 1 millim.
Exp. V. .	49 ans.	1 millimètre en plus.	0 et 1 millimètre en plus.
Exp. VI. .	77 ans.	1 mil. en plus par 200 c. c.	1 mil. en plus par 400 c. c.

Ce tableau nous montre que chez l'adulte la pression manométrique monte de 1 millimètre chaque fois qu'on insuffle 100 centimètres cubes d'air de plus que la quantité normale, tandis que chez l'enfant la pression est beaucoup plus considérable. Cela prouve combien il est important que la quantité d'air à insuffler chez ce dernier soit exactement déterminée, afin de se mettre dans les conditions normales. Voilà pourquoi nous ne donnons pas comme absolument exacts à ce point de vue les chiffres qui représentent dans notre tableau l'élasticité pulmonaire chez les enfants. Ces valeurs sont peut être un peu fortes, car nous n'avions pas de mesure certaine qui nous fît connaître exactement la quantité d'air à insuffler dans ce cas; et nous venons de voir que la plus petite quantité d'air en plus faisait varier considérablement la pression manométrique.

Revenons à notre expérience. Aussitôt l'insufflation

faite, nous interceptions la partie de l'appareil reliée à la pompe, et nous fermions pour cela le robinet à trois voies, de façon à ne laisser communiquer entre eux que les poumons et le manomètre. Puis nous notions sur ce dernier la différence de niveau, en même temps que nous mesurions la circonférence thoracique[1], afin de constater l'ampliation que l'insufflation avait fait subir à la poitrine.

Cette première partie de notre expérience achevée, nous laissions échapper au dehors l'air renfermé dans les poumons, en ouvrant la communication qui reliait la canule trachéale avec le robinet à trois voies. Les parois thoraciques revenaient alors sur elles-mêmes. A ce propos, il était nécessaire que la poitrine se resserrât assez pour expulser tout l'air que l'insufflation y avait introduit ; aussi faisions-nous en sorte de ne continuer l'expérience que lorsque la circonférence thoracique était la même que primitivement, c'est à-dire avant l'insufflation.

Cela fait, nous faisions, de chaque côté de la poitrine, une incision dans un espace intercostal, afin d'introduire de l'air dans la cavité pleurale et faire revenir les poumons sur eux-mêmes ; cette précaution nous permettait de couper les côtes avec plus de sûreté et d'éviter les déchirures du poumon qui, pour peu qu'elles se produisaient, rendaient complètement inutile le reste de l'expérience. Nous enlevions ensuite toute la moitié antérieure du thorax en sectionnant les côtes à leur partie moyenne ; puis, nous amenions complètement les poumons à l'air libre et

[1] La forme du thorax étant très variable, nous avons dû prendre une moyenne chez chaque individu. Pour cela, nous mesurions la circonférence thoracique en deux endroits : au niveau des mamelons et de la base ; nous additionnions ces deux valeurs et divisions la somme par 2.

nous bourrions de linges la concavité postérieure du thorax, de façon que la dilatation pulmonaire puisse se faire sans aucune entrave. Toutes ces précautions prises, nous insufflions la *même quantité d'air* que la première fois, et nous notions la nouvelle pression manométrique.

C'est de cette façon que nous avons opéré chez un grand nombre de sujets et à tous les âges de la vie. Nous avions pour cela de grandes ressources, aussi bien à l'Hôtel-Dieu qu'à l'hospice de la Charité où les vieillards et les enfants nous ont fourni un certain contingent. Malheureusement, nous n'avons pas pu utiliser tous les matériaux que nous avions à notre disposition, car les accidents qui nous arrivaient dans le cours de nos expériences étaient nombreux et fréquents. Nous avons dit combien l'ablation des parois thoraciques, et leur séparation d'avec les poumons était une manœuvre délicate, dans laquelle il fallait éviter à tout prix de léser le tissu pulmonaire. Or, le plus souvent, nous étions en présence, sinon d'une affection pulmonaire, au moins de nombreuses adhérences pleurales qu'il s'agissait de décoller. Nous n'avons pas toujours pu le faire sans produire une déchirure du poumon; il était alors inutile d'aller plus loin.

Voilà pourquoi, malgré les nombreuses expériences cadavériques que nous avons faites, nous ne pouvons en produire que vingt-quatre. (V. le tableau ci-après.) Mais celles-là ont été effectuées dans de bonnes conditions, et l'on peut accepter comme exacts les résultats que nous avons obtenus. Elles ont de plus l'avantage d'avoir été faites à tous les âges, ce qui nous permet de suivre pas à pas le développement du thorax, et la résistance qu'il oppose à tout instant de la vie aux muscles inspirateurs.

EXPÉRIENCES CADAVÉRIQUES

NUMÉROS D'ORDRE	SEXE	AGE	TEMPS ÉCOULÉ ENTRE LA MORT ET L'EXPÉRIENCE	ÉTAT DU CADAVRE	CORPULENCE	TAILLE	HAUTEUR DU THORAX	CIRCONFÉRENCE DU THORAX	QUANTITÉ D'AIR INSUFFLÉ	CIRCONFÉRENCE THORACIQUE APRÈS L'INSUFFLATION	PRESSION MANOMÉTRIQUE	PRESSION APRÈS L'ABLATION DES PAROIS THORACIQUES, ET NOUVELLE INSUFFLATION — (ÉLASTICITÉ PULMONAIRE)	DIFFÉRENCE MANOMÉTRIQUE — (RÉSISTANCE DES PAROIS)	ÉTAT DES POUMONS	OBSERVATIONS
I	Fém.	2 mois	36 heures	Souplesse	Moyenne	58 c.	10c	34c	400cc	37 cent.	60 millim.	50 millim.	10 millim.	Sains.	
II	Fém.	2 ans	42 heures	Gr. souplesse	Extr. maigr.	77 c.	13	41	600cc	44	62	50	12	Sains.	Morte d'athrepsie.
III	Fém.	26 mois	40 heures	Souplesse	Moyenne	67 c.	11	42	600cc	44	60	46	14	Sains.	
IV	Fém.	2 ans ½	30 heures	Grande souplesse	Moyenne	86 c.	15	48	1 litre	45 ½	30	16	14	Nombreuses adhérences pleurales à droite. Broncho-pneum. de la base droite. Tout le reste de ce poumon est atteint de bronchite.	Morte à la suite d'une scarlatine diphthéritique, ayant amené une broncho-pneumonie.
V	Masc.	3 ans	48 heures	Souplesse	Moyenne	72 c.	13	40	800cc	42 ½	48	40	8	Sains.	*Mort de rachitisme.*
VI	Fém.	3 ans	30 heures	Souplesse	Maigreur considérable	80 c.	15	47	1 litre	50	42	30	12	Farcis de tubercules. Deux grosses cavernes. Peu de tissu pulmonaire perméable à l'air.	Morte de phtisie.
VII	Masc.	3 ans ½	46 heures	Pas de rigidité	Moyenne	96 c.	15	54	1 litre	57	80	60	20	Pleurésie gauche, avec légères adhérences. Broncho-pneumonie du côté gauche et hépatisation de presque tout ce côté. Bronchite intense de la base droite.	Mort à la suite de la rougeole.
VIII	Fém.	7 ans ½	44 heures	Souplesse	Moyenne	1 m.14	10	52	1 litre 400cc	54 ½	38	26	12	Pleurésie gauche avec épanchement. Le poumon gauche ne se laisse pas autant dilater que le dr.; pourtant il n'a aucune lésion.	
IX	Masc.	8 ans ½	56 heures	Grande souplesse	Bonne	1 m.21	21	60.	1 litre 600cc	62 ½	40	22	18	Double pleurésie récente, avec liquide en petite quantité. Légères adhérences et flocons albumineux.	Mort à la suite de la rougeole.
X	Masc.	19	40 heures	Pas de rigidité	Très maigre	1 m.62	30	76	2 litres 200cc	78	27	14	13	Légères adhérences au sommet gauche. Tout ce sommet est induré et envahi par les tubercules. Un gros tubercule au tiers supérieur du poumon droit.	Mort d'abcès périnéphrétique, après suppuration abondante. *Côtes peu dures.* Infiltration des membres inférieurs et de toutes les parties déclives.
XI	Fém.	25	42 heures	Pas de rigidité	Bonne	1 m.60	32	78	2 litres 200cc	80	30	14	16	Pleurésie récente à droite, avec de nombreuses adhérences se laissant facilement décoller. Congestion intense de la base droite.	Morte de pelvi-péritonite, suite d'accouchement.
XII	Fém.	31	40 heures	Souplesse	Moyenne	1 m 37	28	80	2 litres 200cc	83	25	12	13	Poumons sains; mais adhérences pleurales du sommet gauche et de la base gauche.	Morte de cancer, à la suite de nombreuses métrorragies.

NUMÉROS D'ORDRE	SEXE	AGE	TEMPS ÉCOULÉ ENTRE LA MORT ET L'EXPÉRIENCE	ÉTAT DU CADAVRE	CORPULENCE	TAILLE	HAUTEUR DU THORAX	CIRCONFÉRENCE DU THORAX	QUANTITÉ D'AIR INSUFFLÉ	CIRCONFÉRENCE THORACIQUE APRÈS L'INSUFFLATION	PRESSION MANOMÉTRIQUE	PRESSION APRÈS L'ABLATION DES PAROIS THORACIQUES, ET NOUVELLE INSUFFLATION (ÉLASTICITÉ PULMONAIRE)	DIFFÉRENCE MANOMÉTRIQUE — (RÉSISTANCE DES PAROIS)	ÉTAT DES POUMONS	OBSERVATIONS
XIII	Masc.	36	25 heures	Rigidité notable	Très robuste grand et gros	1 m.67	31	88	2 litres 200cc	95	60 millim.	16 millim.	44 millim.	Sains.	Mort de méningite.
XIV	Fém.	27	30 heures	Souplesse	Moyenne	1 m.38	29	81	2 litres 200cc	84	46	18	28	Sains.	Morte d'affection utérine.
XV	Fém.	43	26 heures	Très peu de rigidité	Très maigre	1 m.58	28	75	2 litres 200cc	78	20	10	10	Sains. Abondante matière noire pulmonaire. Quelques adhérences légères aux deux sommets.	Morte de carcinôme (squirrhe) utérin. *Côtes peu dures.*
XVI	Fém.	43	28 heures	Un peu de rigidité	Maigreur considérable	1 m.57	30	66	2 litres 200cc	71	27	14	13	Farcis de cavernes et de tubercules. Il n'y a de perméable à l'air que la base droite et le sommet gauche Adhérences pleurales nombreuses, mais qui se laissent déchirer facilement.	Morte à la suite d'une ancienne fistule stercorale. *Côtes assez molles.*
XVII	Fém.	45	25 heures	Pas de rigidité	Grosseur énorme	1 m.60	29	81	2 litres 200cc	83	22	12	10	Sains. Ecchymoses sous-pleurales abondantes, la femme étant morte asphyxiée.	Morte d'œdème de la glotte, suite d'angine gangréneuse. Éléphantiasis énorme de la jambe droite. *Côtes très molles; système osseux raréfié.*
XVIII	Fém.	40	56 heures	Grande souplesse	Moyenne	1 m.63	30	73	2 litres 200cc	77	20	10	10	Pleurésie purulente à droite. Congestion cadavérique aux parties postérieures et déclives des deux bases.	Morte de carcinôme utérin. *Les côtes présentent une mollesse anormale*, surtout à droite. Pendant l'expérience, la seule compression de la main mise à plat sur le thorax a déterminé la fracture de la sixième côte droite.
XIX	Masc.	51	36 heures	Un peu de rigidité	Assez bonne	1 m.59	28	80	2 litres 200cc	83 ½	30	10	20	Quelques légères adhérences au sommet gauche où existent des tubercules. Les deux poumons sont encombrés de charbon. (Le malade était mineur.)	
XX	Masc.	77	54 heures	Souplesse	Très robuste	1 m.72	34	82	2 litres 200cc	83 ½	24	4	20	Emphysème pulmonaire très prononcé.	
XXI	Masc.	73	38 heures	Légère rigidité	Maigre	1 m.52	29	77	2 litres 200cc	80 ½	30	10	20	Sains. Matière noire pulmonaire abondante. Légères adhérences pleurales à droite.	Mort de méningite.
XXII	Masc.	80	38 heures	Pas de rigidité	Moyenne	1 m.54	30	81	2 litres 200cc	83	48	16	32	Sains. Pas d'adhérences pleurales.	Mort d'hémorragie cérébrale.
XXIII	Fém.	82	36 heures	Pas de rigidité	Maigre	1 m.53	27	78	3 litres	83 ½	26	12	14	Sains. Nombreuses adhérences pleurales aux deux poumons.	Morte d'hémorragie cérébrale.
XXIV	Masc.	82	34 heures	Souplesse	Très robuste	1 m.68	32	85 ½	2 litres 200cc	87	35	12	23	Adhérences pleurales aux deux côtés. Pneumonie du sommet droit, avec bronchite intense à gauche.	Mort à la suite de rétention d'urine, par hypertrophie prostatique.

Nous avons rangé toutes nos expériences dans un tableau synoptique, par ordre d'âge, afin de bien faire voir d'un seul coup d'œil quelle est la force de la résistance thoracique aux différents âges, et les rapports qu'elle affecte avec l'élasticité pulmonaire.

Voici d'abord les valeurs représentant la résistance des parois thoraciques (différence manométrique) :

Millimètres. . 10, 12, 14, 14, 8, 12, 20, 12, 18, 13, 16, 13, 44, 28, 10, 13, 10, 10, 20, 20, 20, 32, 14, 23.

Tous ces chiffres pris séparément ne nous apprennent absolument rien, car on y remarque de nombreuses variétés individuelles ; de plus, le petit nombre d'expériences que nous puissions produire ne nous permet pas d'en déduire une moyenne spéciale pour chaque âge de la vie. Quoi qu'il en soit, nous voyons que :

D'une manière générale, la résistance des parois thoraciques va en augmentant depuis la naissance jusqu'à la vieillesse. Cela d'ailleurs est conforme à ce que nous avons dit au sujet du développement du thorax et de sa mobilité de moins en moins considérable à mesure que, par les progrès de l'âge, les cartilages s'ossifiaient et les articulations devenaient moins souples.

Dans les chiffres indiqués plus haut, nous voyons certains écarts parfaitement explicables, et qui n'infirment pas la loi générale que nous venons d'émettre. Ainsi, le chiffre 8 millimètres de notre expérience numéro V est un peu faible, mais nous voyons que, dans ce cas, l'enfant était mort de rachitisme ; ses côtes étaient par conséquent plus molles qu'à l'état normal. Il en est de même pour le numéro X, où les côtes étaient peu dures et où il existait une infiltration générale de toutes les parties déclives. Nous rencontrons la même mollesse anormale des côtes aux numéros XV, XVI, XVII et XVIII, où sont aussi indiqués des chiffres relativement faibles. Quant à l'expérience numéro XIII, nous y trouvons, au contraire, un chiffre très fort : mais ici le cadavre présentait une notable rigidité, et de plus, il s'agissait d'un individu grand et robuste.

Examinons maintenant notre tableau, relativement au rapport qui existe entre la résistance du thorax et l'élasticité pulmonaire (pression après l'ablation des parois thoraciques).

Voici ces différents rapports :

$$\frac{\text{Résistance thoracique}}{\text{Élasticité pulmonaire}} = \frac{10}{50}\quad \frac{12}{50}\quad \frac{14}{46}\quad \frac{14}{16}\quad \frac{8}{40}\quad \frac{12}{30}\quad \frac{20}{60}\quad \frac{12}{26}\quad \frac{18}{22}\quad \frac{13}{14}$$

$$\frac{16}{14}\quad \frac{13}{12}\quad \frac{44}{16}\quad \frac{28}{18}\quad \underline{\frac{10}{10}\quad \frac{13}{14}\quad \frac{10}{12}\quad \frac{10}{10}}\quad \frac{20}{10}\quad \frac{20}{4}\quad \frac{20}{10}\quad \frac{32}{16}\quad \frac{14}{12}\quad \frac{23}{12}$$

Nous avons souligné les quatre rapports tirés des expériences XV, XVI, XVII et XVIII, pour bien montrer que, s'ils diffèrent de leurs voisins et échappent à la loi générale, c'est, comme nous l'avons déjà fait remarquer, que, dans ces quatre cas, il existait une mollesse anormale du tissu osseux ; il n'est donc pas étonnant que nous ayons ici des chiffres plus considérables en faveur de l'élasticité pulmonaire. Dans le rapport de l'expérience numéro XX, nous remarquons une différence notable des deux facteurs ; cela n'est pas étonnant, puisque l'individu qui faisait le sujet de cette expérience présentait un emphysème pulmonaire très prononcé.

Quoi qu'il en soit, des rapports énumérés ci-dessus, nous pouvons conclure que :

Au moment de la naissance, l'élasticité pulmonaire est beaucoup plus considérable que la résistance des parois thoraciques ; elle diminue ensuite relativement à cette dernière, de manière que ces deux facteurs sont à peu près égaux vers l'âge de vingt ans, et qu'à partir de cet âge, leur rapport se trouve renversé.

Pour prendre la moyenne de ces rapports, nous devons donc les diviser en deux catégories : 1° depuis la naissance jusqu'à vingt ans ; 2° à partir de cet âge jusqu'à la vieillesse.

La moyenne de la première catégorie nous donne le rapport :

$$\frac{\text{Résistance thoracique}}{\text{Élasticité pulmonaire}} = \frac{14}{37}$$

Celle de la seconde catégorie :

$$\frac{\text{Résistance thoracique}}{\text{Élasticité pulmonaire}} = \frac{20}{13}$$

Il serait téméraire de notre part de tirer une conclusion du premier rapport ; car nous avons fait observer plus haut que l'élasticité pulmonaire chez l'enfant pouvait bien représenter dans nos expériences un chiffre trop fort.

Mais, en ce qui concerne l'adulte, ce que nous avons dit à ce propos nous autorise à conclure, d'après le dernier rapport :

Dans l'âge adulte, la résistance des parois thoraciques est une fois + $\frac{3}{5}$ *de fois plus considérable que l'élasticité pulmonaire.*

Voyons maintenant si ces résultats concordent avec ceux que nous avons obtenus chez les chiens.

2. EXPÉRIENCES SUR LES CHIENS

Pour nous assurer que nos conclusions pouvaient se rapporter à l'état physiologique normal, malgré le temps écoulé entre la cessation des forces vitales et nos expériences, nous avons voulu les répéter sur un animal, et pendant la vie et immédiatement après l'avoir sacrifié. Pour cela nous avons choisi le chien, car c'est de tous les animaux celui qui présente le type costo-inférieur au plus haut degré. Chez lui, pendant l'acte respiratoire, l'abdomen reste immobile et la base du thorax subit seule une ampliation considérable, ampliation dont le maximum est au niveau de la septième côte et qui diminue à mesure qu'on remonte jusqu'à la première.

Voici comment nous avons opéré :

L'animal étant en vie, nous avons isolé et ouvert sa trachée, puis adapté une canule *ad hoc*, exactement comme nous l'avons expliqué plus haut. L'appareil étant en place, nous interceptions, de temps à autre, et pendant quelques secondes, la communication des poumons avec l'air libre, afin d'asphyxier légèrement l'animal et le forcer à respirer *lentement et profondément.* De cette façon, il nous était possible de mesurer la pression à chaque inspiration ou expiration, en faisant communiquer les poumons successivement, soit avec l'air extérieur, soit avec le manomètre. Nous avons ainsi reconnu, ce qu'on peut vérifier sur le tableau placé à la fin, que, *chez le chien, la force inspiratoire est une fois et demie plus considérable que celle de l'expiration.* Nous verrons plus loin que, chez l'homme, les chiffres manométriques normaux sont : 100 millimètres pour l'expiration, et 70 seulement pour l'inspiration.

D'où vient une si grande différence pneumatométrique? Pourquoi la puissance des muscles expirateurs est-elle si faible chez le chien? Voici l'explication que nous croyons pouvoir en donner : la respiration du chien est, en général, modérée, cet animal n'ayant à faire intervenir ses muscles expirateurs que dans des cas assez rares ; ceux-ci, eu égard à leur peu d'exercice, prennent un développement très minime et s'atrophient en quelque sorte. L'homme, au contraire, est appelé à se livrer à tout moment à des efforts variés plus ou moins considérables (chant, cris, rire, toux, efforts professionnels, exercices, gymnastique, instruments de musique à vent ou en cuivre, etc.) ; ses muscles expirateurs agissent ainsi presque continuellement et prennent un développement en rapport avec le travail auquel on les soumet.

Quoi qu'il en soit, nous notions avec soin, outre la pression inspiratoire et expiratoire, l'ampliation de la cage thoracique, en mesurant sa circonférence[1] à l'état d'expi-

[1] Au niveau où elle se dilate le plus, c'est-à dire la septième côte.

ration et d'inspiration forcées. Mettant ensuite l'animal à mort au moyen d'une saignée pratiquée sur l'artère fémorale, nous continuions l'expérience telle que nous l'avions pratiquée sur le cadavre.

Les résultats obtenus de cette façon diffèrent peu de ceux que nous avons indiqués plus haut. Si nous nous reportons, en effet, au tableau ci-après, nous voyons, entre la résistance thoracique et l'élasticité pulmonaire, les rapports suivants :

$$\frac{\text{Résistance thoracique}}{\text{Élasticité pulmonaire}} = \frac{50}{20} \quad \frac{40}{20} \quad \frac{32}{18} \quad \frac{18}{12}$$

dont la moyenne est :

$$\frac{\text{Résistance thoracique}}{\text{Élasticité pulmonaire}} = \frac{15}{7}$$

D'où nous concluons que : *chez le chien, la résistance des parois thoraciques est 2 fois* $+ \frac{1}{7}$ *de fois plus forte que l'élasticité pulmonaire.*

On a vu que, chez l'homme, nous sommes arrivé au chiffre de $1 + \frac{3}{5}$ qui en diffère bien peu. Prenant la moyenne de ces deux valeurs, nous croyons donc pouvoir conclure que :

Chez l'homme adulte ou le vieillard, la résistance opposée aux muscles inspirateurs par les parois thoraciques et l'abdomen peut être évaluée à environ deux fois la valeur de l'élasticité pulmonaire.

EXPÉRIENCES SUR DES CHIENS

	Circonférence thoracique		Pression manométrique		L'animal étant mort, quantité d'air insufflée pour obtenir la même dilatation thoracique que pendant la vie	Pression manométrique	Nouvelle pression, après l'ablation des parois thoraciques (élasticité pulmonaire)	Différence (résistance thoracique)
	En expiration profonde	En inspiration profonde	A l'expiration	A l'inspiration				
Chien bouledogue. Poids : 11 kil. 400 gr. Paraît vieux.	52 cent.	54 1/2 cent.	27 millim.	60 millim.	1 l. 900 c. c.	60 millim.	20 millim.	40 millim.
Chien métis. Poids : 9 kil. 550 gr. Paraît vieux.	45 1/2 cent.	48 cent.	60 millim.	80 millim.	2 l. 300 c. c.	50 millim.	18 millim.	32 millim.
Chien métis. Poids : 9 kil. 200 gr. Jeune chien.	44 1/2 cent.	46 1/2 cent.	34 millim.	65 millim.	1 l. 500 c. c.	70 millim.	20 millim.	50 millim.

EXPÉRIENCE FAITE SUR UN CHIEN, 36 HEURES APRÈS SA MORT

	Circonférence thoracique en expiration cadavérique	Quantité d'air insufflé	Circonférence thoracique après l'insufflation	Pression manométrique	Nouvelle pression, après l'ablation des parois thoraciques	Différence.
Chienne métis. Poids : 10 kilog. 400 gr. Age moyen.	48 centimètres.	2 litres.	51 centimètres.	40 millimètres.	12 millimètres.	28 millimètres.

Or, nous avons vu que, d'après les expériences de Donders, la force de l'élasticité pulmonaire représente une colonne mercurielle de 10 millimètres. Par conséquent, nous aurons comme valeur de la résistance thoracique :

$$10 + 10 = 20 \text{ millimètres.}$$

Nous pouvons donc maintenant calculer séparément la force des muscles inspirateurs et expirateurs ; car, à part cette inconnue x, nous connaissons tous les autres facteurs de nos équations (1) et (2) de la page 19. Remplaçant donc chacun de ces facteurs par leur valeur respective :

$$\text{MI} = 80^{1} + 10 + 20 = 110 \text{ millimètres.}$$
$$\text{ME} = 120 - 10 - 20 = 90 \text{ millimètres.}$$

Donc, *la force des muscles inspirateurs peut être évaluée à une colonne mercurielle de 110 millimètres ; celle des muscles expirateurs à une colonne de 90 millimètres.*

$$\text{MI} : \text{ME} :: 11 : 9.$$

Cette différence en faveur des muscles inspirateurs était d'ailleurs facile à prévoir. Ils ont à vaincre les résistances nombreuses et variées dont nous avons parlé. Ces résistances, agissant dans le même sens que les muscles expirateurs, viennent, au contraire, en aide à ces derniers,

1. Les valeurs PI et PE indiquées ici sont celles que de nombreux essais pneumatométriques nous ont fait adopter et que nous exposerons au chapitre suivant.

et diminuent d'autant le travail qu'ils ont à accomplir. De plus, les muscles de l'inspiration sont destinés à agir d'une manière permanente, tandis que les muscles expirateurs n'entrent en jeu que dans des conditions déterminées et pour ainsi dire exceptionnelles (efforts violents, chant, toux, etc.). Voilà pourquoi les muscles inspirateurs sont plus nombreux et plus puissants que les expirateurs. Cette différence, nous avons constaté plus haut qu'elle était beaucoup plus considérable chez le chien.

CHAPITRE III

VALEURS PNEUMATOMÉTRIQUES NORMALES

Commençons d'abord par établir que la pression expiratoire est, à l'état normal, plus forte que la pression inspiratoire. Nous n'avons pas besoin, en effet, de pneumatomètre pour constater qu'on peut produire plus d'effet mécanique en expirant qu'en inspirant, en soufflant, par exemple, dans un tube, qu'en aspirant par un semblable conduit ; on sait de même que les mucosités des voies aériennes ou des corps étrangers ont plus de tendance à être rejetés dehors qu'à être aspirés vers le poumon. La raison principale de ce fait, nous l'avons déjà indiquée plusieurs fois : dans l'expiration forcée, l'élasticité pulmonaire et la résistance thoracique ajoutent leur action à celle des muscles, au lieu de la combattre, comme dans l'inspiration. En outre, il est un fait physiologique qui doit entrer pour une certaine part dans ce surcroît de force expiratoire : pendant l'inspiration, le trachée s'élargit, la glotte se dilate ; tandis que, pendant l'expiration, la glotte est réduite à une simple fente et la trachée diminue de calibre.

Dans la respiration normale, c'est-à-dire modérée, les différences de pression produites par le jeu mécanique du thorax sont peu considérables et ne doivent pas nous occuper. Néanmoins, disons en passant que dans ce cas on observe un rapport de pressions inverse, c'est-à-dire que la force inspiratoire sera plus forte que la force expiratoire. Ainsi nous aurons :

PE = 0m,003.
PI = 0m,004.

Quant à la respiration forcée, la seule dont nous ayons à nous occuper, les chiffres pneumatométriques qu'en ont donné les auteurs concordent peu entre eux.

Nous ne parlerons que comme mémoire de Stephens Hales qui, en 1748, chercha « à quelle hauteur des hommes robustes pouvaient aspirer avec leur bouche une colonne mercurielle ». Il trouva ainsi 574 millimètres, chez quelques uns même jusqu'à 704 et 730 millimètres. Il mesura ensuite la force avec laquelle « la cavité buccale pouvait comprimer l'air », et trouva 130 et 182 millimètres. Hales ne considéra pas ces chiffres comme étant la mesure de la force inspiratoire et expiratoire ; mais il regarda la première valeur comme la force avec laquelle « la bouche et la langue pouvaient exercer la succion » ; et la seconde valeur, comme la force avec laquelle « la cavité buccale pouvait comprimer l'air ».

Il étendit aussi ses expériences sur des animaux, et trouva des chiffres moins forts. Ouvrant la cavité thoracique d'un chien vivant, il y engagea un tube manométrique, et constata que, pendant la respiration habituelle, la colonne mercurielle s'élevait d'environ 10 millimètres ; quand il provoquait la dyspnée, en obturant la bouche et le nez, il trouvait 42 et 52 millimètres de mercure. Hales conclut que la force inspiratoire du diaphragme est égale à une colonne mercurielle de 52 millimètres ; la même force existe pour l'expiration, d'après Hales, « quand on tient compte seulement de la compression déterminée par les muscles de l'abdomen, et qu'on néglige celle qui provient de la cavité buccale. »

Hales, on le voit, n'avait aucune idée de ce qu'était la pneumatométrie; les conclusions qu'il a tirées de ses expériences sont absolument erronées.

Valentin cite comme chiffres moyens : 260 et même 326 millimètres pour l'expiration, 232 et jusqu'à 266 pour l'inspiration. Ces chiffres sont beaucoup trop forts, et nous ne pouvons nous figurer comment l'auteur a pu y arriver. Nous n'admettons pas, à ce propos, l'explication qu'en a donnée Waldenburg, et qui consisterait à faire croire que l'erreur provient de ce que Valentin ne supprimait pas avec son appareil l'action musculaire des joues et du plancher buccal. Nous qui nous sommes toujours servi d'un embout buccal presque identique à celui de Valentin, et qui, par conséquent, ne tenions aucun compte de cette action musculaire, nous avons obtenu constamment des chiffres identiques, sinon inférieurs même, à ceux de Waldenburg.

Mendelsohn qui vint après Valentin, et dont les expériences n'avaient porté que sur sept sujets, donna des chiffres s'éloignant beaucoup de ceux que nous avons cités. Ainsi il trouva 118 millimètres pour l'expiration et 87 pour l'inspiration.

Les auteurs qui se sont succédés ont trouvé des valeurs se rapprochant toutes sensiblement de celle de Mendelsohn. Ainsi Hutchinson cite: 100 millimètres pour l'expiration, 76 millimètres pour l'inspiration. Donders a obtenu comme moyenne des résultats un peu plus faibles : 90 millimètres à l'expiration, et 50 à l'inspiration.

Waldenburg, qui a opéré chez un grand nombre de sujets, donne les chiffres suivants, comme moyennes chez l'homme adulte : de 100 à 130 millimètres à l'expiration, de 80 à 100 millimètres à l'inspiration.

A. Küss trouva des valeurs beaucoup plus fortes, en expérimentant sur trente-quatre jeunes étudiants de dix-huit à vingt-quatre ans, tous dans des conditions de parfaite santé ; il cite comme moyenne de force expiratoire : 178 millimètres, et comme moyenne de force inspiratoire : 142 millimètres.

La moyenne des résultats qu'a obtenus J. Clair en expérimentant sur des adultes, tous de vingt à quarante ans, a été de 120 millimètres pour l'expiration et de 80 millimètres pour l'inspiration. Ce sont les mêmes chiffres auxquels nous sommes arrivé, en nous servant d'un appareil identique à celui de ce dernier auteur, c'est-à-dire d'un manomètre à mercure relié à une large embouchure de musique.

Nous pouvons donc établir, comme rapport pneumatométrique normal, chez un homme adulte :

$$PE = 0^{m},120.$$

$$PI = 0^{m},080.$$

VALEURS PNEUMATOMÉTRIQUES PATHOLOGIQUES

Le rapport normal $\frac{120}{80}$ que nous venons d'adopter est sujet à des variations considérables dépendant, avant tout et principalement, d'affections pulmonaires.

Posons d'abord comme principe qu'on peut *a priori* considérer comme anormaux les cas : 1° où les chiffres normaux sont sensiblement diminués, leur rapport restant le même ; 2° où la force d'inspiration égale celle de l'expiration ; 3° où le rapport est renversé, c'est-à-dire la pression inspiratoire plus forte que la pression expiratoire,

Nous allons passer successivement en revue chacune des affections pulmonaires présentant, au point de vue pneumatométrique, les variations les plus caractéristiques.

Phtisie pulmonaire. — Le fait le plus saillant de cette affection, au point de vue qui nous occupe, est la diminution considérable de la force inspiratoire. J. Clair[1] a très bien fait remarquer que c'est surtout au début de la tuberculose pulmonaire que la pneumatométrie peut nous donner des renseignements utiles et des indications d'autant plus importantes, que, par un traitement approprié, il est souvent possible d'empêcher, ou au moins de retarder l'évolution tuberculeuse.

Qu'il faille rechercher la cause de cette diminution inspiratoire dans la présence des granulations, ou l'hyperhémie pulmonaire, il n'en est pas moins vrai que cette

[1] Clair *(loc. cit.)*.

constatation peut mettre le médecin sur la voie d'une phtisie au début, alors que l'auscultation et la percussion la plus attentive restent encore impuissantes à la révéler.

Cette diminution de la force inspiratoire s'observe aussi dans tous les degrés de la même affection. Mais les indications pneumatométriques ne sont plus aussi importantes qu'au début, et ne sont plus alors utiles que pour suivre la maladie pas à pas et nous renseigner sur sa marche et ses progrès.

Emphysème pulmonaire. — La caractéristique de cette affection, c'est qu'on y observe le renversement du rapport pneumatométrique normal. Il y a, dans ce cas, insuffisance de la force d'expiration, tandis que celle de l'inspiration est augmentée.

A quoi tient ce phénomène ? L'explication en est facile à donner ; elle se trouve dans la nature même des lésions de l'emphysème, qui sont caractérisées par la dilatation des alvéoles et l'altération de leurs fibres élastiques. Or, nous savons que la force d'élasticité de la vésicule pulmonaire est une des principales causes de la compression de l'air qu'elle contient. Par conséquent, chaque fois que cette force diminue, ce qui est le cas de l'emphysème, la pression expiratoire baisse, tandis qu'au contraire la pression inspiratoire augmente, puisque les muscles qui sont les seuls agents de cette dernière, ont moins de résistance à vaincre.

Mais il ne faut pas exagérer l'importance de ce que nous avançons et s'attendre à trouver le renversement du rapport pneumatométrique dans tous les cas d'emphysème pulmonaire. Il nous est arrivé bien des fois d'observer le rapport normal, avec simple diminution des deux chiffres, dans des cas d'emphysème qui avaient été bien constatés, et à l'auscultation, et au tracé pneumographique. Ce fait peut s'expliquer par suite de la forme de plus en plus globuleuse que prend le thorax par les progrès de la maladie. Au début, comme nous l'avons expliqué, l'insuffisance de la force expiratoire était une cause d'augmentation de la force inspiratoire; mais, plus tard, les parois thoraciques s'élargissent de plus en plus, sous l'influence de la dilatation alvéolaire, et il arrive un moment où la latitude des muscles inspirateurs ne leur permet plus, malgré leur hypertrophie, d'exercer une ampliation thoracique suffisante. Il en résulte une diminution de la force inspiratoire.

D'autre part, le renversement du rapport pneumatométrique normal est-il une preuve certaine d'emphysème pulmonaire, et peut-on suffisamment se fier à lui pour poser ce diagnostic, quand les autres signes fournis par l'auscultation sont douteux? Malgré l'affirmation des auteurs, nous ne le croyons pas, et nous basons notre opinion sur deux observations de phtisie pulmonaire, où le renversement pneumatométrique avait été constaté plusieurs fois pendant la vie, et où l'autopsie ne nous a révélé aucune trace d'emphysème. Ces deux observations sont trop intéressantes à ce point de vue, pour que nous ne les reproduisions pas avec tous les détails nécropsiques.

Observation I. — *Phtisie pulmonaire, avec signes douteux d'emphysème à l'auscultation. — Renversement du rapport pneumatométrique normal. — Pas d'emphysème à l'autopsie.* — Dominique Carpagna, terrassier italien, âgé de quarante-cinq ans, entre le 1er juin 1880 à l'Hôtel-Dieu, dans le service de M. le professeur Lépine, salle Sainte-Élisabeth, 19.

Voici ce que l'on constate à son entrée :

A droite, submatité dans toute l'étendue du poumon droit, matité dans la fosse sus-épineuse et sous la clavicule ; à ce niveau, on trouve du gargouillement et du souffle amphorique ; craquements humides dans tout le reste du poumon. A gauche, submatité et craquements humides du sommet.

Le malade a de la fièvre tous les soirs.

19 juillet. — On constate au pneumatomètre :

Expiration.	40 millimètres.
Inspiration.	40 —

Le soir :

Expiration.	20 millimètres.
Inspiration.	35 —

13 août. — Une nouvelle auscultation révèle : en arrière, matité dans toute la moitié supérieure du poumon droit, sonorité exagérée aux deux bases, souffle cavitaire dans la fosse sus-épineuse droite, craquement dans tout le reste du poumon droit ; au sommet gauche, obscurité de la respiration avec quelques râles secs. En avant, matité sous la clavicule droite, et sonorité exagérée sous la clavicule gauche, où il y a de l'expiration prolongée. Sous la clavicule droite, souffle caverneux avec des pseudo-frottements et quelques râles humides pendant les fortes inspirations.

20 août. — Le malade est beaucoup plus affaibli qu'à son entrée ; il a maigri beaucoup et a la fièvre tous les soirs.

L'auscultation révèle les mêmes signes que primitivement :

Expiration.	10 millimètres.
Inspiration.	20 —

1er octobre. — Est de plus en plus affaibli. Raucité de la voix depuis huit jours.

Expiration.	nulle.
Inspiration.	16 millimètres.

3 octobre. — Mort.

Voici ce que nous avons trouvé à l'autopsie :

Adhérences pleurales nombreuses du côté droit, surtout dans la région diaphragmatique où elles sont très fortes. A gauche, quelques adhérences avec le péricarde et la partie antérieure de la région thoracique.

Poumon droit. Dans toute sa hauteur, induration générale et de nature fibreuse; certains points sont plus indurés que d'autres, surtout le sommet, et par la palpation on y sent de gros noyaux presque complètement imperméables à l'air. A la coupe, le tissu pulmonaire est dur, lardacé et de consistance fibreuse. On y trouve plusieurs cavités assez grandes : deux au sommet, du volume d'une grosse noix et ne communiquant pas entre elles; deux autres un peu plus volumineuses, situées à la partie moyenne du poumon et dans la région centrale; ces cavités renferment une certaine quantité de pus, et leurs parois ne sont pas plus indurées que le reste du tissu pulmonaire. La surface de la coupe est un peu rougeâtre, les bronches présentent des parois épaisses, blanchâtres et renferment un peu de pus. D'une façon générale, ce poumon n'est pas très volumineux, et on n'y constate *aucune trace d'emphysème.*

Poumon gauche. Tout le lobe supérieur de ce poumon présente la même induration qu'à droite. Au sommet surtout, on sent un gros noyau occupant toute cette région et adhérant fortement aux parois thoraciques. Le lobe inférieur paraît sain et perméable à l'air; il est seulement plus congestionné que normalement. A la coupe, le sommet et tout le lobe supérieur présentent les mêmes altérations fibreuses que le poumon droit, altérations plus accentuées au sommet où l'on trouve une cavité grosse comme une noix, à parois arrondies, fibreuses et renfermant une certaine quantité de pus. A la coupe du lobe inférieur, on trouve les signes de la congestion pulmonaire, *mais sans emphysème*, et la surface de section se trouve parsemée d'une quantité de petits tubercules grisâtres, gros comme des têtes d'épingle.

Obs. II. — *Néphrite caséeuse. — Induration du sommet droit, sans signes d'emphysème à l'auscultation. — Renversement du rapport pneumatométrique normal. — Pas d'emphysème à l'autopsie.* — Louis Viviant, maçon, âgé de vingt-deux ans, entre, le 26 septembre 1880, dans la salle Sainte-Élisabeth, numéro 8.

Nous ne donnerons pas en entier cette observation qui a trait principalement à l'affection rénale pour laquelle le malade était entré à l'hôpital. Il s'agissait d'une néphrite caséeuse dont M. Lépine porta la diagnostic pendant la vie, et que l'autopsie vérifia plus tard. Nous trouvâmes même un cas très curieux de néphrite caséeuse unilatérale, qui fit l'objet d'une communication faite par nous à la Société des sciences médicales, en septembre 1880. Nous ne reproduirons dans cette observation que ce qui a trait à l'affection pulmonaire.

Au moment de l'entrée du malade à l'hôpital, on constate : au sommet droit, propagation anormale des bruits du cœur et exagération des vibrations thoraciques ; mais la voix n'y est pas plus retentissante, et la percussion n'indique rien d'anormal.

Expiration.	40 millimètres.
Inspiration.	55 —

10 octobre.

Expiration.	40 millimètres.
Inspiration.	40 —

11 octobre.

Expiration.	30 millimètres.
Inspiration.	40 —

Mort le soir du même jour.

A l'autopsie. La plèvre gauche renferme une notable quantité de liquide séro-purulent, et offre quelques adhérences avec le poumon.

Tout le sommet du poumon gauche est uniformément induré; la coupe en est brunâtre, et l'on trouve au centre de cette masse indurée une caverne de la grosseur d'une noix environ. Le poumon droit est plus rouge que le gauche. Pas de pointillé tuberculeux. *Aucune trace d'emphysème.*

Ces deux observations sont assez intéressantes, car elles prouvent que le rapport pneumatométrique peut être renversé, sans qu'il y ait forcément pour cela de l'emphysème. Nous ne voulons pas dire par là qu'on ne doive avoir aucune confiance en cette méthode d'investigation dans les cas d'emphysème. Ainsi, nous pourrions citer deux autres observations de tuberculose pulmonaire, où l'auscultation et surtout le pneumatomètre avaient fait diagnostiquer l'emphysème, et où l'autopsie est venue confirmer ce diagnostic. Ce que nous voulons simplement prouver, c'est que, dans le cas qui nous occupe, on ne doit pas accorder à la pneumatométrie une confiance illimitée.

Bronchites. — Dans les cas de bronchite, il y a diminution relative de la force expiratoire. Quelquefois même cette diminution est si considérable, que le rapport pneumatométrique finit par être renversé, c'est ce que prouvent péremptoirement nos deux observations précédentes où nous avons trouvé non de l'emphysème, mais de la bronchite.

Congestion pulmonaire. — L'hyperhémie n'étant que le premier degré de la bronchite, elle se reconnaîtra aussi par une diminution de la force expiratoire. Cette diminution résulte de la difficulté que le tissu pulmonaire éprouve à revenir sur lui-même, son réseau capillaire étant gorgé d'une quantité anormale de liquide sanguin. Nous verrons plus loin que si, dans la dothiénentérie, on observe presque constamment une diminution de la force expiratoire, cela provient précisément de l'hyperhémie pulmonaire qui accompagne toujours cette affection.

PLEURÉSIE. — Les expériences de Waldenburg et Biedert ont démontré que dans les maladies de la plèvre, il y avait constamment une diminution relative notable de la force inspiratoire, et cela, qu'il s'agisse d'épanchement pleurétique récent, ou d'anciennes fausses membranes avec adhérences. On conçoit très bien, en effet, que dans ces cas, surtout le dernier, l'épaississement de la plèvre, les liens solides qu'elle établit par ses adhérences entre la surface pulmonaire et la paroi thoracique, soient des obstacles sérieux à la dilatation de la poitrine. Par contre, la compression du poumon par le thorax sera toujours plus facile que son ampliation. Voilà pourquoi on observe dans les affections pleurales une diminution considérable de l'inspiration, la force expiratoire ne variant pas le plus souvent.

TEMPÉRATURES ÉLEVÉES ET FIÈVRES. —Stolnikow a fait récemment[1] des recherches pour connaître l'action du processus fébrile sur la force respiratoire. Dans ce but, il expérimenta à la clinique de Manassein, sur différents malades atteints d'affections fébriles (fièvre typhoïde, fièvre récurrente, typhus exanthématique, fièvre intermittente, etc.). Comparant les valeurs obtenues avec celles qui lui étaient fournies pendant la convalescence et après la guérison de ces fièvres, il trouva les premiers chiffres trois et jusqu'à cinq fois plus faibles que les seconds; cette diminution était toujours beaucoup plus considérable pour la force expiratoire que pour la force inspiratoire.

Les observations du médecin russe portèrent principalement sur la fièvre typhoïde où il trouva constamment

[1] Stolnikow, *Med. Wochenschrift.* Saint-Pétersbourg, 1879.

des changements pneumatométriques tels, que le rapport normal se trouvait renversé ; il cite, en effet, comme moyenne de rapport observé dans ce cas :

PE = 24 millimètres.

PI = 26 millimètres.

Le médecin russe remarqua, à ce propos, un fait important : c'est qu'il suffisait d'un bain froid, dans la fièvre typhoïde, pour faire remonter les valeurs à leur état normal.

Pour montrer que c'est l'élévation de température qui, dans la fièvre, amène une semblable diminution pneumatométrique, Stolnikow prit un bain de vapeur russe ; tandis qu'à l'état normal, sa force inspiratoire était de 90 millimètres, et l'expiratoire de 110 millimètres, il ne trouva plus que 74 millimètres, aux deux phases de la respiration, au moment où il était dans le bain, et que la température de son corps était montée à 39° 2.

De ces expériences, Stolnikow conclut que les températures élevées diminuent la force respiratoire, surtout l'expiration. Jusque-là, rien de mieux ; ce sont des faits d'expérimentation bien établis, et qu'il est impossible de mettre en doute. Mais, où l'auteur semble avoir erré, c'est dans l'explication qu'il donne de ce fait. Il prétend que la chaleur a pour action réelle, dans la fièvre, d'affaiblir la force musculaire, et surtout *l'élasticité du poumon*. D'après lui, c'est l'élasticité pulmonaire qui serait diminuée dans la fièvre typhoïde, c'est elle que rétablirait à son chiffre normal l'abaissement de la température produite par un bain froid. M. le professeur

Lépine n'admet pas, et avec raison selon nous, cette explication. Pour lui, le bain froid n'agit pas sur l'élasticité, mais bien sur la congestion pulmonaire qui s'observe presque constamment dans la fièvre typhoïde ; il diminue cette hyperhémie et augmente ainsi la force expiratoire. L'opinion de M. Lépine est beaucoup plus admissible ; car nous ne comprenons vraiment pas comment d'abord une simple congestion passagère du poumon pourrait modifier à tel point une propriété physique de tissu telle que l'élasticité, ensuite comment un seul bain froid pourrait rétablir complètement cette propriété, alors que, dans l'emphysème, l'élasticité du poumon est le plus souvent perdue sans retour.

Quoi qu'il en soit, on peut tirer des expériences du médecin russe ce renseignement important : c'est qu'au début de la fièvre typhoïde accompagnée de congestion pulmonaire, il ne faut pas craindre d'administrer des bains froids, ce qu'on hésite souvent à faire en présence de cette complication. Il est, au contraire, prouvé que, dans beaucoup de cas du moins, ces bains modifient favorablement l'hyperhémie pulmonaire.

CHAPITRE IV

APPLICATIONS DE LA PNEUMATOMÉTRIE
PNEUMATOTHÉRAPIE

Bien que la pneumatothérapie ne soit pas en rapport direct avec notre sujet, nous devons en dire quelques mots, afin de montrer toute l'importance de la pneumatométrie, non seulement comme diagnostic, mais surtout au point de vue du traitement mécanique des affections pulmonaires. Nous croyons même devoir d'autant plus y insister, que ce traitement mécanique a surtout en vue le fonctionnement de la cage thoracique et que celle-ci remplira d'autant mieux son but qu'elle présentera moins de résistance.

De la pneumatométrie comme diagnostic. — Nous avons indiqué les changements que subissaient les valeurs pneumatométriques normales dans les principales affections pulmonaires. Nous avons montré quelle pouvait être l'utilité de cette méthode d'investigation au début et la phtisie pulmonaire, alors qu'aucun autre signe physique ne venait révéler la présence de cette terrible maladie. Nous avons aussi prouvé que, pour le diagnostic de l'emphysème, il ne fallait pas accorder une confiance absolue au renversement du rapport normal.

Mais si l'on peut contester l'importance de la pneumatométrie comme diagnostic d'une affection pulmonaire, on ne peut pas la mettre en doute quand il s'agit de redresser un diagnostic menaçant et dissiper une crainte erronée. Si, en effet, avec la diminution d'une des valeurs pneumatométriques, on n'est pas toujours certain d'avoir affaire à telle ou telle affection pulmonaire, on peut être complètement rassuré sur la santé d'un individu, quand on découvre chez lui des valeurs pneumatométriques normales. Ce que nous en disons a surtout rapport aux personnes chez lesquelles on pourrait soupçonner la diathèse tuberculeuse, soit par leurs antécédents héréditaires, soit à cause d'hémoptysies. A ce point de vue, la pneumatométrie pourrait être employée avantageusement par les conseils de révision et les sociétés d'assurances sur la vie.

Pneumatothérapie. — Mais la grande importance de la pneumatométrie, c'est son application dans le traitement mécanique des affections de l'appareil respiratoire. Elle est de toute nécessité pour suivre les progrès de la maladie et contrôler la marche du traitement. A ce point de vue, le pneumatomètre rend d'aussi grands services que le spiromètre ; ce dernier nous donne la mesure de la capacité pulmonaire dans le cours du traitement ; le pneumatomètre, de son côté, nous donne la force de l'inspiration et de l'expiration aux différentes époques. Nous allons plus loin et ne craignons pas d'avancer qu'à ce point de vue le pneumatomètre est encore plus utile que le spiromètre; ce dernier, en effet, ne nous apprend qu'une seule chose: si la quantité d'air introduite dans les poumons est plus ou moins normale; il ne nous donne que la capacité pulmonaire, qui dépend surtout du volume et de la circonférence thoraciques; tandis que les résultats constatés au pneumatomètre dépendent de la force des muscles respiratoires, de la mobilité des parois thoraciques, de la dilatabilité du poumon, et enfin de l'élasticité pulmonaire. Or, ce sont principalement ces derniers facteurs qui sont importants à connaître, car ce sont eux qui forment la base des affections pulmonaires, c'est à leurs variations que sont surbordonnées celles de la maladie.

Nous avons dit que Waldenburg le premier avait appliqué la pneumatométrie au traitement des affections pulmonaires et cardiaques. De ce qui était avant lui une méthode purement scientifique, il en fit un procédé de recherches essentiellement pratique. Aussi son traité de pneumatothérapie mérite-t-il d'être consulté, car c'est un véritable monument dans son genre. Il y expose les succès qu'il a obtenus dans de nombreuses affections, au moyen de son *appareil pneumatique transportable*. Nous ne décrirons pas en détails cet appareil qui est basé sur le système du gazomètre et constitué essentiellement par deux cylindres, hauts de 1 mètre chacun, dont l'un sert de récipient à l'eau et l'autre doit renfermer l'air.

Nous ne ferons de même que citer ceux qui ont été inventés par Haucke, de Vienne; Frœnkel, Biedert, etc. Disons seulement que l'appareil de Waldenburg est le plus complet dans ce genre ; c'est celui dont l'emploi s'est le plus généralisé, car c'est celui qui remplace le plus avantageusement les autres méthodes aéropathiques, le climat des montagnes et les chambres pneumatiques.

Toutes ces méthodes : climat des montagnes, chambres pneumatiques, appareils pneumatiques, agissent mécaniquement sur l'appareil respiratoire, en produisant soit de l'air raréfié soit de l'air comprimé. En effet, le climat des montagnes, qui depuis quelques années est tellement préconisé dans la tuberculose pulmonaire, agit par la raréfaction de l'air, en provoquant la diète respiratoire et en augmentant la circulation périphérique. Un résultat analogue pourrait être obtenu au moyen des cabinets pneumatiques, si on y faisait le vide ; mais généralement ces derniers ne sont employés que pour administrer des bains d'air comprimé.

Tandis que l'air des montagnes et celui qu'on respire dans les cloches pneumatiques agissent sur toute la surface du corps, l'appareil de Waldenburg n'agit que sur le système pulmonaire ; il a l'avantage d'être utilisé séparément dans l'inspiration ou l'expiration, en produisant, dans l'un ou l'autre de ces cas, soit de l'air comprimé, soit de l'air raréfié.

Voici, en effet, les quatre indications différentes que peuvent remplir les appareils de Waldenburg et de Biedert :

1° Faire inspirer de l'air comprimé ;
2° Faire inspirer de l'air raréfié ;
3° Faire expirer dans l'air comprimé ;
4° Faire expirer dans l'air raréfié.

De ces quatre indications, la première et la quatrième sont les plus importantes ; ce sont elles qui constituent presque tout le traitement pneumatique, la deuxième et surtout la troisième étant rarement utilisées.

La première indication trouvera son emploi toutes les fois que les vésicules pulmonaires ne pouvant assez se dilater, il s'agira de les développer mécaniquement par une pression intra-thoracique plus forte qu'à l'état normal. Cette inspiration d'air comprimé sera donc utilisée dans les cas d'induration tuberculeuse, d'adhérence pleurétique ancienne et de pléthore vasculaire.

Waldenburg prétend avoir obtenu, au moyen de son appareil, de si beaux résultats dans la *phtisie pulmonaire*, qu'il n'hésite pas à déclarer que sa méthode l'emporte, malgré tout, sur toutes celles qui sont usitées dans la pratique ordinaire de cette affection. Sieffermann et Küss font aussi mention des succès remarquables qu'ils ont obtenus, grâce à la pneumatothérapie. Sieffermann, après avoir publié dans la *Gazette médicale de Strasbourg*, une série d'observations de phtisiques, qui tous ont été améliorés par l'appareil de Waldenburg, conclut en propres termes :

« Il est évident que la méthode médico-pneumatique n'a pas la prétention de s'attaquer à la cause même du mal, et qu'elle ne s'adresse qu'aux symptômes de la tuberculose. Les effets obtenus par l'appareil de Waldenburg sont souvent assez sérieux pour faire presque espérer la guérison, surtout lorsque le mal est à son début, et même lorsque la période est assez avancée pour qu'on ne puisse plus songer à la guérison. L'appareil fait alors disparaître un des symptômes les plus insupportables : la dyspnée ; il facilite l'expectoration, diminue la toux ; peu à peu la capacité vitale des personnes augmente, les parties pulmonaires restées saines deviennent plus actives et suppléent aux portions malades. Les cas les plus favorables pour le traitement pneumatique sont évidemment ceux où l'affection n'a pas encore provoqué de lésions profondes ; lorsque le mal en est encore à la période inflammatoire, l'air comprimé amène souvent une guérison durable ; tous les symptômes subjectifs disparaissent, et la capacité vitale et la force de respiration augmentent jusqu'à devenir normales. »

Küss, dont la pratique en pareille matière est incontestable, dit textuellement : « La tuberculose à marche rapide et accompagnée de fièvre est évidemment peu susceptible d'être traitée pneumothérapiquement. Mais les cas à marche lente, les phtisies sèches, la tuberculose dans la première période, la prédisposition à la phtisie sont certainement, sinon arrêtés complètement, du moins enrayés pour un temps plus ou moins long. »

Devant des conclusions aussi absolues, en présence d'aussi brillants résultats à propos d'une maladie devant laquelle la thérapeutique est si impuissante, on se sent immédiatement envahi par le doute, et l'on se demande si les auteurs en question n'ont pas exagéré l'importance de la méthode. Sans vouloir nous laisser entraîner par l'enthousiasme, nous dirons que ces magnifiques résultats peuvent très bien se concevoir, lorsqu'on réfléchit à la façon dont agit l'air comprimé dans le cas de tuberculose : en dilatant les vésicules, il augmente le champ de l'hématose, et par suite la capacité vitale ; il fortifie, en outre, les muscles respirateurs en leur faisant accomplir une gymnastique salutaire.

Quoi qu'il en soit, au lieu de se défier d'aussi magnifiques résultats, nous croyons qu'il vaudrait mieux essayer la méthode, pour contrôler et vérifier les expériences de Waldenburg, Siefferman et Küss. Aussi sommes-nous très étonné que la pneumatothérapie ne soit pas plus en faveur en France et que son emploi n'y soit pas encore généralisé. Et pourtant, des établissements aérothérapiques existent déjà dans la plupart des grandes villes de l'Allemagne, de l'Autriche et de la Belgique !

La compression d'air au moyen de l'appareil de Waldenburg est aussi indiquée dans les *anciennes pleurésies.* D'après Waldenburg, il n'est pas une seule maladie où l'influence de l'air comprimé soit aussi rapide et aussi évidente ; dans les cas d'épaississements et d'adhérences de la plèvre, la guérison marche très vite ; quand il y a un épanchement pleurétique sans fièvre, la guérison est plus lente, mais tout aussi évidente. Cette assertion de Waldenburg est peut-être exagérée, en ce qui concerne les épanchements pleurétiques ; mais, pour ce qui est des pleurésies anciennes, on comprend très bien que, dans ces cas, le traitement mécanique soit tout indiqué pour lutter contre l'organisation et la rétraction des adhérences, pour dilater le thorax affaissé et lui faire reprendre son volume normal.

Nous avons dit que la quatrième indication de l'appareil pneumatique (expiration dans l'air raréfié) était aussi très importante. Elle trouvera son emploi toutes les fois qu'il s'agira de faire revenir sur elles-mêmes les vésicules pulmonaires et resserrer davantage la poitrine, en produisant une pression intra-thoracique inférieure à la pression atmosphérique. On voit donc de suite que ce procédé sera tout indiqué, quand la force élastique des vésicules dilatées est diminuée, c'est-à-dire dans les cas d'emphysème, d'asthme et dans quelques maladies de cœur. Waldenburg regarde l'exhalation méthodique dans l'air raréfié comme le meilleur et le *seul agent curatif de l'emphysème*. On obtient, il est vrai, dans ce cas, des succès incontestables ; car le procédé agit alors aussi bien chimiquement que mécaniquement. En effet, l'emphysème, caractérisée par la perte de l'élasticité pulmonaire et la dilatation des vésicules et des parois thoraciques, est une affection qui diminue la capacité pulmonaire au profit de l'air résidual. L'expiration dans l'air raréfié a pour effet, non seulement de faire revenir mécaniquement les vésicules sur elles-mêmes, mais encore d'augmenter la capacité pulmonaire aux dépens de l'air résidual, dont la quantité anormale est précisément la cause de la maladie[1]. Voilà pourquoi on a pu dire que l'expiration dans l'air raréfié était le seul traitement curatif de l'emphysème.

Mais il ne faut pas exagérer cette importance, et vouloir faire de cette méthode une panacée universelle dans tous les cas d'emphysème. La guérison est forcément limitée

[1] A l'état normal, l'air expiré renferme environ 4 0/0 d'acide carbonique ; mais ce chiffre ne représente pas toute la quantité de CO^2 provenant de l'hématose. Il en reste dans l'alvéole pulmonaire une certaine quantité constituant une grande partie du résidu respiratoire, car on a calculé que l'air devrait renfermer 7 0/0 d'acide carbonique après le phénomène de l'hématose. Chez l'emphysémateux, ce chiffre de 7 0/0 est considérablement augmenté, parce que l'air se renouvelle très mal ; d'où : asphyxie, dyspnée, cyanose de la face, etc., qu'on remarque dans cette affection.

par la profondeur des altérations qu'a subies le tissu pulmonaire, car il est évident qu'on ne peut espérer le retour à l'état normal des vésicules détruites, ni le rétablissement des fibres élastiques altérées. De plus, les jeunes sujets seuls peuvent bénéficier de ce traitement ; l'on conçoit bien qu'il ne pourra être d'aucune utilité chez les vieillards, dont l'ossification des cartilages costaux et la raideur générale des parois thoraciques opposent un obstacle presque absolu à leur rétraction.

Waldendurg parle encore d'une foule de maladies où il préconise son appareil : rétrécissements du larynx et de la trachée, affections cardiaques, chlorose et anémie, maladies rénales amenant l'hypertrophie du cœur, affections de l'oreille, etc. Si toutes ces applications étaient vraiment utiles, on voit quelle importance aurait la pneumothérapie ; mais ce qui lui manque jusqu'ici c'est la consécration du temps et la généralisation de cette méthode.

Quoi qu'il en soit, nous voyons que les principales affections où l'on peut employer l'appareil de Waldenburg sont : la tuberculose au début, l'enphysème pulmonaire et les anciennes pleurésies. Dans tous ces cas, on agit mécaniquement sur le thorax, soit en le forçant à se dilater (inspiration d'air comprimé), soit en produisant son resserrement (expiration dans l'air raréfié). Les résultats qu'on obtiendra seront d'autant plus prononcés que la cage thoracique sera moins résistante et qu'elle aura conservé toute son élasticité, toute sa mobilité. C'est à ce point de vue que la pneumatothérapie se rattache indirectement à notre sujet.

Mais la pneumatométrie a des rapports encore plus

directs avec la pneumothérapie. Le pneumatomètre et le spiromètre sont deux instruments de contrôle qui nous permettent de juger presque mathématiquement les résultats obtenus par le traitement pneumatique. Le pneumatomètre surtout est de toute nécessité pour contrôler la marche du traitement et les progrès de la maladie, pour nous renseigner à chaque instant sur la force des muscles respirateurs, la mobilité des parois thoraciques, la dilatabilité et l'élasticité du tissu pulmonaire.

CONCLUSIONS

Du travail que nous venons de faire, nous croyons pouvoir conclure que :

1° D'une manière générale, la résistance des parois thoraciques va en augmentant depuis la naissance jusqu'à la vieillesse.

2° Au moment de la naissance, l'élasticité pulmonaire est beaucoup plus considérable que la résistance des parois thoraciques; puis elle diminue relativement à cette dernière, de manière que ces deux facteurs sont à peu près égaux vers l'âge de vingt ans, et qu'à partir de cet âge leur rapport se trouve renversé.

3° Dans l'âge adulte, la résistance des parois thoraciques est environ 1 fois + $\frac{3}{5}$ de fois plus considérable que l'élasticité pulmonaire.

4° Chez le chien, la résistance des parois thoraciques est 2 fois + $\frac{1}{7}$ de fois plus forte que l'élasticité pulmonaire.

5° En résumé, chez l'homme adulte ou le vieillard, la résistance opposée aux muscles inspirateurs par les parois thoraciques et l'abdomen peut être évaluée à environ deux fois la valeur de l'élasticité pulmonaire ; c'est-à-dire à une colonne mercurielle de 20 millimètres.

6° On en déduit que la force des muscles inspirateurs peut être évaluée à une colonne mercurielle de 110 millimètres ; celle des muscles expirateurs, à une colonne de 90 millimètres.

7° Chez le chien, la force de l'inspiration est une fois et demie plus considérable que celle de l'expiration.

8° Le renversement du rapport pneumatométrique normal chez un malade n'est pas toujours une preuve d'emphysème pulmonaire ; il indique parfois la présence d'une bronchite.

FIN

TABLE DES MATIÈRES

LYON. — IMPRIMERIE PITRAT AINÉ, RUE GENTIL, 4.

www.ingramcontent.com/pod-product-compliance
Ingram Content Group UK Ltd.
Pitfield, Milton Keynes, MK11 3LW, UK
UKHW021556260726
13993UKWH00002B/878